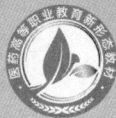

医药高等职业教育新形态教材

U0741352

医用治疗设备

（供医疗装备类相关专业用）

主　编　许海兵　刘　琼

副主编　吴成鹏　朱振宇

编　者　（以姓氏笔画为序）

朱昌盛（盐城市第三人民医院）

朱振宇（江苏医药职业学院）

刘　琼（江苏医药职业学院）

刘富桃（盐城市第三人民医院）

许海兵（江苏医药职业学院）

李　伟（江苏医药职业学院）

吴义满（江苏医药职业学院）

吴成鹏（江苏医药职业学院）

尚文文（江苏医药职业学院）

周　伟（盐城市第三人民医院）

洪国慧（江苏医药职业学院）

董安定（江苏医药职业学院）

中国健康传媒集团 · 北京

中国医药科技出版社

内容提要

　　本教材结合当前国内医疗单位使用实际和相关专业岗位要求，以医疗设备维修工程师必须掌握的临床技能为主线，强调以常用治疗设备的维护、维修问题和解决方案为切入点，体现重实践、重应用、重技能、重临床思维的编写要求。实训项目涵盖临床常见医用治疗设备，包括口腔治疗设备、呼吸机、麻醉机、血液透析机、体外冲击波碎石机。每个实训项目附有学习目标、课前自学、课中实训及课后思考题。本教材理论与实践相结合，注重学生动手能力和临床应用能力的培养。案例分析丰富，帮助学生理解设备在实际应用中的操作技巧和故障排除方法。内容更新及时，反映最新技术发展趋势和临床应用进展。

　　本教材适用于高职院校医疗装备类相关专业学生，以及医疗机构设备管理人员和技术人员。

图书在版编目（CIP）数据

医用治疗设备 / 许海兵，刘琼主编. -- 北京：中
国医药科技出版社，2024.12（2025.7重印）. --（医药高等职业教育新
形态教材）. -- ISBN 978-7-5214-5151-1

Ⅰ. R197.39

中国国家版本馆CIP数据核字第20242D65S1号

美术编辑　陈君杞
版式设计　友全图文

出版　**中国健康传媒集团**｜中国医药科技出版社
地址　北京市海淀区文慧园北路甲22号
邮编　100082
电话　发行：010-62227427　邮购：010-62236938
网址　www.cmstp.com
规格　787×1092mm $\frac{1}{16}$
印张　9 $\frac{1}{2}$
字数　207千字
版次　2024年12月第1版
印次　2025年7月第2次印刷
印刷　北京印刷集团有限责任公司
经销　全国各地新华书店
书号　ISBN 978-7-5214-5151-1
定价　**39.00元**

获取新书信息、投稿、为图书纠错，请扫码联系我们。

医药高等职业教育新形态教材

建设指导委员会

医药高等职业教育新形态教材

评审委员会

随着现代医学技术的飞速发展，医用治疗设备在疾病诊断、治疗和康复中发挥着越来越重要的作用。为了适应这一趋势，培养高素质的医学人才，高职院校开设了医疗装备类相关专业，并对学生进行医用治疗设备的操作和维护培训。《医用治疗设备》正是基于这一背景，旨在为高职院校医疗装备类相关专业学生，以及医疗机构设备管理人员和技术人员提供一本理论与实践相结合的实用教材。

本教材的编写遵循以下原则。

1.理论与实践相结合　本教材注重理论知识的传授，同时强调实践技能的培养，通过案例分析、实训项目等方式，帮助学生将理论知识应用于实际操作中，提高解决实际问题的能力。

2.注重操作技能　本教材详细介绍了各类医用治疗设备的结构、工作原理、操作方法和日常维护保养，并通过实训项目，帮助学生熟练掌握设备的操作技能，为未来从事相关工作打下坚实基础。

3.突出临床应用　本教材注重设备的临床应用，通过案例分析、临床应用场景描述等方式，帮助学生了解各类设备在实际诊疗中的应用，提高临床应用能力。

4.内容更新及时　本教材及时更新内容，反映最新技术发展趋势和临床应用进展，确保教材的先进性和实用性。

本教材包含五个章节，项目一 口腔治疗设备，介绍口腔治疗设备的分类、工作原理、操作方法和日常维护保养，培养学生操作技能和临床应用能力；项目二 呼吸机，介绍呼吸机的分类、结构、工作原理、操作流程、参数设置和监测，培养学生操作技能和临床应用能力；项目三 麻醉机，介绍麻醉机的分类、结构、工作原理、操作流程和日常维护保养，培养学生操作技能和临床应用能力；项目四 血液透析机，介绍血液透析的基本概念、透析系统的构成要素及工作原理，熟悉血液透析机的结构、透析对患者的影响，了解血液透析的临床应用及其辅助支持条件；项目五 体外冲击波碎石机，介绍体外冲击波碎石机的用途、类型、基本构造及操作流程，熟悉碎石机制、主要部件和定位系统的类型，了解Lithostar体外冲击波碎石机常见故障与维修，掌握主要技术参数。

本教材的编写得到了全国各地高职院校和医疗机构专家学者的大力支持，他们提供了宝贵的意见和建议，使教材更加完善和实用。

本教材能够为高职院校医疗装备类相关专业的学生，以及医疗机构设备管理人员和技术人员提供有益的学习和参考资料，为培养高素质的医学人才做出贡献。

目　录

项目一 口腔治疗设备

PPT

📋 学习目标

知识目标

1.掌握 各种口腔治疗设备的操作方法，包括但不限于牙科综合治疗机、牙科手机、超声波洁牙器、光固化机等。

2.熟悉 口腔治疗设备的分类、工作原理及临床应用。

3.了解 设备的日常维护与保养方法，确保设备的长期稳定运行，具备基本的设备故障排查能力，能够识别常见的设备故障现象，并采取相应的解决措施。

能力目标

1.操作技能 能够根据治疗需要，正确选择和调整设备参数，确保治疗过程的安全和有效。

2.临床应用 能够在临床实践中灵活运用所学知识，将口腔治疗设备与临床治疗技术相结合，为患者提供高质量的口腔医疗服务。

素质目标

1.培养学生的职业道德意识，使其具备高度的责任心和使命感，对待患者认真负责，尊重患者的隐私和权益。

2.提高学生的沟通能力，使其能够与患者、同事及医生进行有效沟通，共同为患者提供优质的医疗服务。

3.培养学生的团队协作精神，能够在团队中发挥积极作用，共同完成工作任务。

👉 案例故事

智能牙椅的变革

张医生在一家现代化口腔诊所工作，他最近引进了一台先进的智能牙椅。这台牙椅不仅具备传统牙椅的所有功能，还集成了最新的智能技术。在一次为李先生进行复杂根管治疗的过程中，智能牙椅的自动感应系统准确识别了治疗部位，并自动调整到最佳角度和高度，大大提升了治疗的精确度和舒适度。同时，牙椅的智能监测系统实时反馈治疗过程中的各项数据，帮助张医生及时调整治疗方案，确保了治疗的成功和安全。这次治疗不仅让李先生对口腔医疗有了全新的认识，也让张医生深刻体会到了智能设备在提升医疗质量和效率方面的巨大潜力。

知识点 1　口腔治疗设备的用途及分类

一、口腔治疗设备的用途

口腔治疗设备在口腔医学领域扮演着至关重要的角色，它们具有多种用途，旨在提供高效、精准的口腔治疗服务，主要是检查、治疗口腔疾病，如钻孔洞、磨削、堵漏、洁牙、矫正、口腔清洁等。

二、口腔治疗设备的分类

1.按使用目的分类

（1）诊断设备　通过影像学、光学、电学等手段获取口腔内部图像或数据，辅助医生进行病情判断。主要用于口腔疾病的诊断、检查及评估。

（2）治疗设备　通过物理、化学或生物学手段对口腔疾病进行治疗。直接用于口腔疾病的治疗，如补牙、拔牙、正畸等。

（3）技工设备　通过机械加工、铸造、烤瓷等手段制作口腔修复体。主要用于口腔修复体的制作和加工，如义齿、牙套等。

（4）手术设备　具有高精度、高稳定性，能够满足复杂手术的需求。专门用于口腔外科手术，如种植牙、颌面外科手术等。

（5）消毒设备　具有高效的杀菌能力，能够满足口腔器械的消毒要求。对口腔器械和设备进行消毒处理，防止交叉感染。

2.按使用环境分类

（1）诊所/医院常用设备　牙科综合治疗台、牙科手机、根管治疗设备、种植手术设备、正畸设备、洁牙设备。

（2）手术室专用设备　电动外科设备、麻醉设备、负压吸引器、急救设备。

（3）消毒与清洁设备　高压灭菌设备、热气消毒器、超声波清洗机、

（4）其他辅助设备　口腔内窥镜、牙科X射线机、口腔扫描仪。

三、常用的口腔治疗设备

1.连体式牙科治疗机　
连体式牙科治疗机是一种专门为牙科诊疗设计的综合性设备（图1-1）。从结构上看，它将多个功能部件紧密连接和集成，形成一个整体，节省空间，方便牙医操作。在功能方面，通常配备有治疗椅，可调节高度、角度和位置，以适应不同患者和治疗需求。牙钻、洁牙机等器械能满足多种治疗操作。还会有口腔灯，提供良好的照明条件，确保牙医能清晰地看到患者口腔内部情况。此外，连体式牙科治疗机还可能包

括供水系统、供气系统以及吸引系统，用于清洁和处理口腔中的液体和碎屑。有的还具备数字化控制系统，方便牙医对各种功能进行精确设置和操作。

总之，连体式牙科治疗机以其紧凑的设计和丰富的功能，为牙科诊疗提供了高效、便捷和舒适的工作条件。

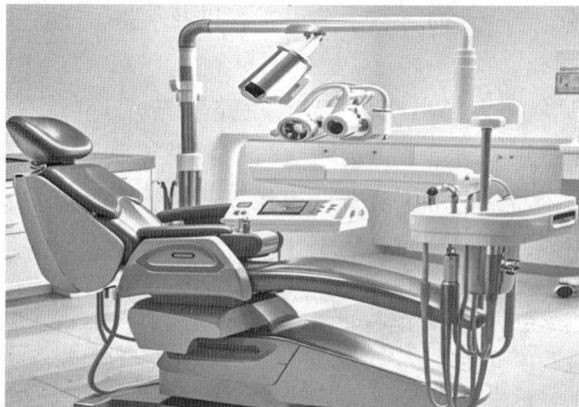

图 1-1　连体式牙科治疗机

2. 移动式牙科治疗机　移动式牙科治疗机是一种具有高度灵活性和便捷性的牙科设备（图1-2）。它最大的特点就是具备移动性，通常安装有轮子或可推动的结构，能够轻松地在不同的诊疗区域之间转移，方便为不同位置的患者提供服务，尤其适用于空间有限或需要灵活布置诊疗区域的场所。

在功能上，移动式牙科治疗机虽然体积相对较小，但仍能满足基本的牙科治疗需求，如配备牙科椅、器械托盘、照明设备以及简单的器械操作接口等。其设计注重紧凑和实用，以确保在有限的空间内提供必要的功能。在操作上，一般较为简便，易于医护人员快速掌握和使用。

总之，移动式牙科治疗机以其便捷的移动特性和基本的治疗功能，为牙科医疗服务提供了更多的灵活性和便利性。

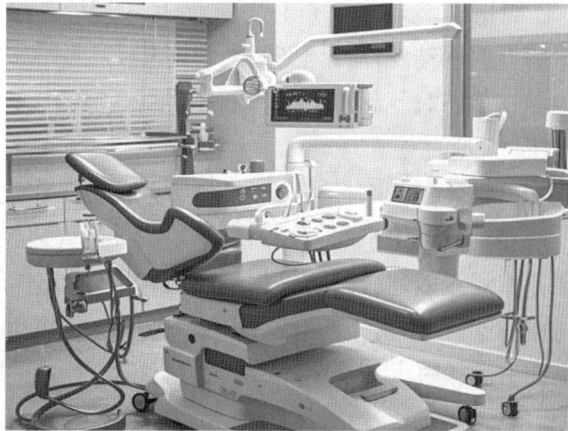

图 1-2　移动式牙科治疗机

3

知识点 2　牙科综合治疗机的基本工作原理

目前，国内牙科综合治疗机根据形式不同分为离体式和连动式两种（图1-3）。基本由主机部分、器械盘部分、冷光照明系统、脚开关，以及水路、气路系统和电气控制系统等组成。

在维修中，较常见故障大都出现在水路、气路系统。牙科综合治疗机水、气路系统分为三部分：①第一部分：副箱体，为水、气主路总控制开关装置。②第二部分：主箱体，为强吸、弱吸、水盂和水加热系统。③第三部分：器械盘，为支承各种手机等操作用具。

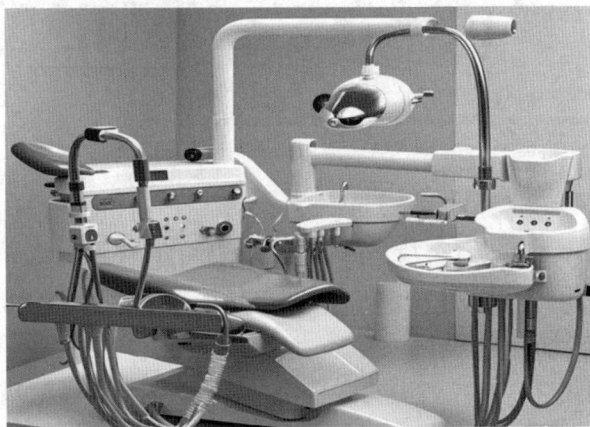

图 1-3　牙科综合治疗机

一、牙科综合治疗机水路、气路系统基本工作原理

工作气分成两路，一路经过脚开关，在常态下工作气进入阀体下端的进气口，由于压簧弹力和气压的作用，密封垫紧紧封堵通气口。另一路为三用枪工作气。

当手机工作，踩下脚开关推动阀杆，顶开阀的封堵盖，工作气立即向控制阀供气。控制阀安装在手机挂架内。在静态时，高速手机和低速手机全部插入挂架内，阀杆凸出部分受到手机手柄的挤压，使气路关闭。

当拿起高速手机手柄，气体顶开阀杆，这时经过脚开关的工作气，途经减压阀、控制阀、到三通分成两路，一路到高速手机的被控阀，当控制气进入被控阀体，推动阀杆，顶开阀芯，水路接通。工作水经过四通分配到被控制阀，有雾量阀进行调整出水量大小，手机水路正常工作。当手机停转，控制气断开。阀芯利用压簧的作用力关闭阀芯，切断水路。另一路给高速手机的工作气用。

二、牙科综合治疗机气路、水路流程图

图1-4涵盖了牙科综合治疗机中关键且复杂的组件和系统，其中三用枪用于多种口腔治疗操作；强吸和弱吸装置，分别用于不同强度的吸取工作；水路、气路分配系统清晰可见，以实现气体和水的合理调配。主控阀和手机是重要的控制和操作部件。地箱阀和选择阀在其中发挥着各自的作用。水杯和脚闸也是不可或缺的部分。此外，还呈现了主气、水路以及控制气的相关部件。

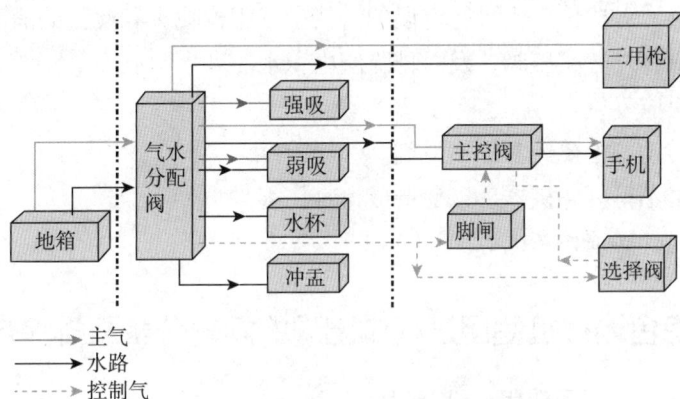

图1-4　牙科综合治疗机水、气路流程图

图1-5展示了地箱部件构造图。首先能看到进水管路，为设备提供所需的进水。电源进线表明了设备的电力供应线路。下水管路负责排出使用后的废水。气减压过滤阀用于对进气进行减压和过滤处理。进气管路负责输入气体，旁边的水过滤阀则用于过滤进水。

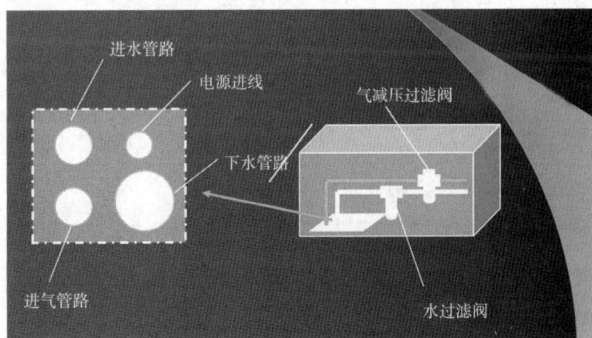

图1-5　地箱部件构造图

知识点 3　口腔综合治疗机的调试与维护保养

一、口腔综合治疗机的调试方法

1.打开电源开关和总气开关。

2.调整过滤减压阀。

3.检查手术灯是否正常，光调节是否有效。

4.检查水杯，冲盂出水是否正常。

5.检查电动椅动作是否正常，有无异常噪音。

6.踩下脚踏检查手机工作是否正常，出水大小调节是否有效。

二、口腔综合治疗机的维护与保养

1.清洁与消毒：对椅位表面进行定期的清洁，三用枪喷头和痰盂的消毒。

2.每周一次检查过滤减压阀，及时排除阀内积水。

3.椅位不用时应复位。

4.凡移动、转动部位要经常加润滑剂。

5.非专业人员不得拆卸机器，以免造成人身伤害

6.进行维修时，必须切断电源。

三、口腔综合治疗机使用过程中出现的问题分析及排除方法

1.强弱吸不工作，弱吸使用一段时间后无力

可能原因：

（1）继电器或电磁阀烧坏。

（2）强弱吸电路板有故障。

（3）线路连接有误。

（4）管道被污物堵塞。

（5）微动开关灵敏度不高，弹片被压坏或和挂架盒的孔位大小位置不对。

（6）弱吸集污杯堵塞。

（7）弱吸总成被污物堵塞。

（8）水源质量差导致管道堵塞。

排除办法：换掉无法修复零件，检查并修复线路，清洗弱吸总成，建议用户定期清洗集污杯（两周清洗一次），用三用枪吹洗后按原样装回。

2.治疗机设置功能紊乱

可能原因：

（1）主控线和电机线连接错误。

（2）面膜或控制器损坏。

（3）自动反向上开关损坏或焊接错误。

（4）脚控开关损坏。

排除办法：检查并接好线路，换面膜。

3. 无急停反向上升功能

可能原因：

（1）急停开关损坏。

（2）急停开关焊接位置有误。

（3）开关行程没有调节好。

（4）九芯转换头上的焊线位置有误。

4. 冷光灯不亮或出现其他问题

可能原因：

（1）灯泡烧坏。

（2）对插接触不良，并节松动。

（3）公共线没有穿入受控继电器。

（4）活动关节内部电线扭断。

（5）冷光灯的反光膜脱落。

排除办法：换型号相同灯泡，关掉电源检查并接好对插，建议用户冷光灯片在常温下保养，以软质布轻擦，灯片背面不能擦拭。

5. 热水杯不能加热或水温过高

可能原因：

（1）电源或线路不正常。

（2）热水杯温控线的公共线接错。

（3）温控器或热水杯的发热棒已坏。

（4）控制面膜已坏。

（5）治疗板控制热水杯继电器不工作。

（6）感温器失控或控制不灵敏。

排除办法：检查并修复线路，换热水杯、面膜、继电器、感温器。

6. 洁牙机不能正常工作

检查要点：

（1）检查洁牙机的工作电源。

（2）检查继电器（脚踏）线圈电源。

（3）检查继电器吸合断开情况有无电压输出。

（4）洁牙头没上紧，或因长时使用被震松，应在关机后用配备的扳手上紧洁牙头。

（5）检查功率调节电位器是否太小，若太小顺时针调大即可。

（6）若有旋扭松动应将其上紧。

（7）洁牙机电磁阀坏掉，应换掉电磁阀。

7. 光固化机灯不亮

检查要点：

（1）用万用表测量灯是否烧坏，若烧坏更换即可。

（2）检查光固化灯脚是否氧化，若氧化用刀片把氧化物清除即可。

（3）测量光固化灯的电源是否正常，经主板输出的电压是否符合要求。

（4）检查保险管是否烧坏。

8. 手机操作过程中水气出现问题

检查要点：

（1）检查空气过滤减压阀气压表显示是否达到六公斤。

（2）检查水过滤气是否被污物堵塞，若有则要清洗过滤器。

（3）检查侧箱底部水源切换的位置是否接反。

（4）检查脚踏开关是否接触不良。

（5）管道问题。

9. 管道问题

可能原因：

（1）水气管或手机管爆裂、断开、硬化。由于使用时间久，摩擦或者挤压造成。

（2）管道被污物堵塞，则应定期清洗。

（3）出水不畅，检查排水管是否扭曲，压瘪。

（4）管道漏水漏气，检查管道漏水漏气处并更换。

（5）管道接口不紧或有松动则应重新将其接牢固。

10. 电磁阀问题

可能原因：

（1）因用时过久导致电磁阀老化漏水漏气。

（2）进出水嘴接反。

（3）电磁阀接口处不牢固导致漏水漏气。

（4）电磁阀质量问题。

（5）水源质量差导致电磁阀堵塞。

11. 电路板问题

可能原因：

（1）电路板的短路，由于①对插插错；②电路板处潮湿部位长时间放电的余渣导致；③接线排螺丝松脱造成短路。

（2）对插不紧导致电路无法正常工作。

（3）强弱吸电路板因继电器电磁阀出现问题而无法工作。

12. 储水瓶问题

可能原因：

（1）因二公斤减压阀损坏导致瓶内气压过高而爆裂。

（2）瓶内添加非蒸馏水。

（3）水路堵塞导致出水不畅。

（4）质量问题导致储水瓶耐压性能不好。

📖 **知识拓展** ....

牙科X线机

牙科X线在现代牙科医疗中扮演着至关重要的角色，它不仅帮助牙医准确诊断牙齿和口腔问题，还推动了牙科治疗技术的不断进步。以下是对牙科X线技术的拓展延伸，涵盖其技术原理及未来发展趋势。

1. 技术原理　牙科X线利用X线的穿透性，通过发射X线束穿透患者的口腔组织，如牙齿、骨骼和软组织。这些X线在穿透不同密度的组织时，会被不同程度地吸收或散射。当X线击中X线胶片或数字探测器时，形成影像，其中牙齿和骨骼因密度高而显得较亮，而软组织则相对较暗。通过分析这些影像，牙医可以识别出牙齿的病变、感染、骨折以及其他口腔问题。

2. 未来发展趋势

（1）数字化技术　随着数字化技术的发展，牙科X线检查正逐渐从传统的胶片成像向数字化成像转变。数字化成像具有更高的分辨率、更快的传输速度和更便捷的存储方式，有助于提高诊断效率和准确性。

（2）人工智能辅助诊断　人工智能技术的引入为牙科X线诊断带来了新的可能。通过训练深度学习模型，可以自动识别和分析X线影像中的病变特征，辅助牙医进行更准确的诊断。

实　训

【实训目标】

1. 掌握口腔综合治疗设备的基本操作。能够熟练安装、调试并操作牙科综合治疗椅、光固化机、洁牙器等常用牙科治疗设备。

2. 理解设备参数与功能。熟悉各设备的主要参数设置范围、调节方法及其对治疗效果的影响，如治疗椅的椅位调整、光固化机的光照强度与时间控制等。

3. 提升理论与实践结合能力。通过实际操作，将课堂上学到的牙科治疗理论与设备操作相结合，提高解决实际问题的能力。

【实训项目】

本次实训有三个项目，学生可以从中选择两个完成，可以选择书中提供的实训项目，也可以依托其他企业项目，或学生、教师的创业项目。

实训一：牙科综合治疗机的安装与调试。了解安装中应注意的事项。熟悉调试过程，了解各部件的功能检查内容。

实训二：牙科综合治疗机的操作技能与参数设置。依托实训室现有的牙科综合治疗机，熟悉机器面板上各按钮、旋钮的作用及操作方法。

实训三：牙科综合治疗机的日常维护与常见故障排除。掌握常见故障的识别与排除方法，如电机不转、水路堵塞、气压不足等。了解牙科综合治疗机的质量控制标准，学习如何进行日常检查和定期校准。

【实训步骤】

1. **理论准备**　学生需提前预习相关理论知识，了解实训设备的基本构造、工作原理及操作要点。

2. **分组与任务分配**　学生以小组为单位进行实训，每组选择两个项目进行。组长负责任务分配，确保每位成员都能参与到实训过程中。

3. **设备熟悉与安装**　在教师的指导下，学生按照操作步骤进行设备的安装与调试，熟悉设备各部件的功能与使用方法。

4. **实践操作**　学生轮流进行设备操作，模拟真实的操作场景，教师在一旁指导，纠正错误操作。

5. **总结与反馈**　每完成一个项目后，小组需进行内部讨论，总结操作经验，提出改进建议。教师根据实训表现给予反馈，指出存在的问题与改进方向。

6. **实训报告**　学生需撰写实训报告，详细记录实训过程、操作体会、遇到的问题及解决方法等。

【实训资料】

牙科综合治疗机的发展历程同样是一部技术革新与应用拓展的壮丽篇章，见证了从基础功能到高度集成、从单一治疗到全面口腔健康管理的转变。

20世纪初，随着牙科医学的逐步发展，牙科综合治疗机的雏形开始出现，这些早期设备往往功能简单，主要用于基本的口腔检查和简单治疗，如洁牙、补牙等。这一时期，治疗机的设计多侧重于手动操作，机械结构较为原始，但已为后续的技术进步奠定了基础。

到了20世纪中叶，随着材料科学、电机技术以及电子控制技术的飞跃，牙科综合治疗机开始进入快速发展阶段。20世纪50年代，第一台集成化较高的牙科综合治疗机问世，它不仅集成了高速手机、低速手机、吸唾器等基本治疗工具，还引入了水压系统用于口腔冲洗，极大地提高了治疗效率和患者舒适度。

20世纪60年代，随着电子技术的进步，牙科综合治疗机开始融入更多电子化元素，如电动升降椅、数字化显示屏等，使得治疗过程更加精准、便捷。同时，一些先进的设备还开始配备初步的消毒系统，强调治疗过程中的无菌操作，保障患者及医生安全。

20世纪70年代至80年代，牙科综合治疗机技术进一步成熟，功能更加全面。这一时期，治疗机开始广泛采用气动或电动驱动系统，提供稳定而精确的动力输出；同时，光固化机、超声洁牙器等新型治疗工具的加入，使得治疗范围更加广泛，治疗效果更加显著。此外，治疗机的设计也更加注重人性化，如可调节的椅位、舒适的靠背等，旨在为患者提供更佳的治疗体验。

21世纪随着计算机技术和数字化医疗的兴起，牙科综合治疗机迎来了前所未有的变革。现代牙科综合治疗机不仅集成了各种先进的治疗工具和技术，还配备了智能化的控制系统和全面的监测功能。通过数字化影像系统、计算机辅助设计/制造（CAD/CAM）技术以及远程诊疗系统等，医生可以更加精准地诊断病情、制定治疗方案，并实现治疗过程的实时监控和记录。同时，一些高端的治疗机还引入了人工智能和大数据分析技术，为口腔疾病的预防、诊断和治疗提供更为科学的依据。

如今，我国牙科综合治疗机产业已经取得了长足的发展，不仅在技术水平上与国际接轨，还在市场占有率上取得了显著的成绩。未来，随着科技的不断进步和人们对口腔健康需求的日益增长，我国牙科综合治疗机产业将继续朝着智能化、个性化、高效化的方向发展，为全球口腔健康事业贡献更多的中国智慧和力量。

实训一　牙科综合治疗机的安装与调试

任务1　牙科综合治疗机的安装

任务描述：对照安装步骤完成牙科综合治疗机的安装，并绘制安装流程图。

一、安装前准备

1.检查设备　确保牙科综合治疗椅主体及其所有配件（如椅子、灯光系统及水路、气路系统、吸唾器等）完好无损，配件齐全。

2.准备工具　准备好安装所需的工具，如螺丝刀、扳手、水平尺等。

二、安装步骤与流程图绘制

1.安装底座与椅子

（1）使用水平尺确保底座安装平稳，无晃动。

（2）将椅子主体固定在底座上，紧固螺丝。

（3）检查椅子升降功能是否正常运作。

2.连接水路、气路系统

（1）将水管和气管从墙面接口引出，连接到治疗椅上的相应接口。

（2）确保连接紧密无泄漏，使用肥皂水进行初步检漏。

（3）调节水流量和气压至适宜范围。

3.安装灯光系统

（1）将灯光臂安装到治疗椅上方，确保稳固。

（2）连接灯光系统的电源线，并测试灯光亮度及调节功能。

4.配置吸唾器

（1）将吸唾器管道连接到治疗椅上的吸唾接口。

（2）另一端连接到污水收集系统或独立容器。

（3）测试吸唾器功能，确保吸力适中，无泄漏。

5.连接其他附件

（1）根据需要安装手机架、三用喷枪、强吸等附件。

（2）确保所有附件连接牢固，操作顺畅。

三、安装后工作

清理安装现场，收集并妥善处理安装过程中产生的垃圾和废弃物。

绘制安装流程图：

任务2　牙科综合治疗机的调试

任务描述：完成牙科综合治疗机的性能调试。

一、功能检查

1.电源检查　接通电源，检查电源指示灯是否亮起，确认电源电压是否符合要求（一般为220V±10%）。

2.水气压力检查　检查自来水压力和气源气压是否达到技术指标值（自来水压力0.2~0.4MPa，气源气压0.55~0.80MPa）。

3.设备操作检查　通过控制面板和脚踏开关，检查各个功能键（如椅上升、椅下降、靠背后仰、靠背前倾、供水、冲痰等）是否正常工作。

二、性能调试

1.手术灯亮度调节　根据需要调节手术灯的亮度，检查是否能够实现不同亮度的切换和调节。

2.负压系统调试　测试吸唾器的吸力，确保其能够有效吸走口腔内的唾液和血水。同时，每次使用完毕后需清洗管路，防止堵塞。

3.手机操作调试 检查高速手机和低速手机等器械是否安装正确，运行是否平稳，无异常噪音和振动。使用前后需进行清洁和润滑，确保其正常工作。

三、安全检测

1.电路安全检测 使用专业设备检测电路系统的绝缘电阻、接地电阻等参数，确保电路安全。

2.水路、气路安全检测 检查水路、气路系统是否有漏水漏气现象，确保各连接处密封良好。

3.机械安全检测 检查牙科椅的升降、俯仰等运动机构是否灵活可靠，无卡滞现象。

四、日常维护

1.定期清洁 每日停诊后应对设备表面进行擦拭，防止有害物质腐蚀设备。使用专用清洗液或家用洗涤灵清洗椅垫、椅背等部件。

2.定期保养 按照设备说明书的要求进行定期保养，如更换液压油、传动部件用油等。

3.功能检查 每次治疗前后应对设备进行功能检查，确保各项功能正常。

请注意，以上步骤仅为一般性的调试实验步骤概述，具体步骤可能因设备型号和厂家要求而有所不同。在进行调试实验时，应严格遵循设备说明书和相关操作规程进行操作。

📖 **知识拓展** ··

口腔治疗设备的相关标准和认证体系

口腔治疗设备的相关标准和认证体系是确保设备质量、安全性和有效性的重要保障。这些标准和认证体系通常由国际、国家或行业组织制定，并涵盖了设备的设计、制造、测试、使用和维护等多个方面。以下是对口腔治疗设备相关标准和认证体系的详细解析。

1.国际标准化组织（ISO） ISO 9001：质量管理体系标准，用于评估组织在质量管理方面的能力。虽然ISO 9001不直接针对产品标准，但它是许多行业（包括医疗设备行业）企业质量管理的基础。通过ISO 9001认证，意味着企业在质量管理上达到国际标准，能够持续稳定地提供符合客户要求和法规规定的产品和服务。

ISO 13485：专门针对医疗器械的质量管理体系标准。该标准规定了医疗器械制造商在设计、开发、生产、安装、维修和服务过程中需要满足的质量管理体系要求。通过ISO 13485认证，能够证明企业在医疗器械生产和服务方面的质量管理达到了国际认可的水平。

2.欧洲共同体标志（CE标志） CE标志是欧洲市场的一种强制性产品安全认证标志。对于在欧盟市场上销售的口腔治疗设备，必须符合CE标志的要求，即产品必须符合相关的欧洲安全、健康和环保标准。CE认证涉及产品符合性评估、技术文件审核、工厂检查等多个环节，确保产品在使用过程中不会对用户、患者或环境造成危害。

实训二　牙科综合治疗机的操作技能与参数设置

任务1　牙科综合治疗机的操作技能

任务描述：通过实际操作牙科综合治疗机，使学生熟悉并掌握机器面板上各按钮、旋钮的功能及操作方法，深入学习治疗机的各项操作功能，包括高速手机、低速手机、吸唾器、水牙线的使用技巧。

1. 详细学习牙科综合治疗机面板上各按钮、旋钮的标识及对应功能，通过教师讲解与演示，对每一个控制元件有了直观的认识。

2. 操作技能练习：学习如何正确安装与拆卸车针，掌握高速手机在不同治疗场景下的使用技巧，如预备牙体、切割软组织等。练习低速手机在根管治疗、牙体修复等精细操作中的应用，注意控制力度和角度，避免损伤周围组织。

任务2　牙科综合治疗机的参数设置

任务描述：通过实践熟悉治疗机的参数设置范围（如转速、水压、气压等），并根据模拟治疗场景的需求灵活调整参数，提升专业技能和应变能力，确保在临床操作中能够高效、安全地完成治疗任务并参考以下参数调节机器。

1. **环境温度**　测试治疗机在 5～40℃ 的环境温度下的工作稳定性。

2. **相对湿度**　测试在相对湿度≤80% 的环境中的工作性能。

3. **大气压力**　测试在 86～106kPa 的大气压力范围内的适应性。

4. **电源**　测试 a.c.220V±22V，50Hz±1Hz 的电源条件下的工作状况。

5. **水压**　测试在 200～400kPa 的水压范围内的供水能力。

6. **气源气压**　测试气源气压最大值不小于 500kPa，不大于 700kPa，且流量不小于 50L/min 时的供气性能。

实训三　牙科综合治疗机的日常维护与常见故障排除

任务1　牙科综合治疗机的日常维护

任务描述：学习牙科综合治疗机的日常维护知识，包括清洁保养、润滑检查、部件紧固等，并根据维护及检查内容完成表1-1、表1-2的填写工作。

呼吸机维护保养的意义如下。

1.预防故障发生 定期的维护保养可以及时发现并处理设备中的潜在问题，如磨损的部件、松动的螺丝等，从而避免设备在使用过程中突发故障，影响治疗进度和患者体验。

2.提升设备性能 维护保养过程中，可以对设备的各个部件进行清洁、润滑和调试，确保它们处于最佳工作状态，从而提升设备的整体性能和治疗效率。

3.减少磨损 合理的使用和维护可以减少设备部件之间的摩擦和磨损，从而延长设备的使用寿命。如定期更换磨损的车针和轴承，可以避免它们对手机内部造成进一步的损害。

4.防止老化 牙科综合治疗机集气、水、电于一体，长期使用下管路和过滤器容易老化。通过定期清洗和更换这些部件，可以保持管路的畅通和设备的稳定运行，防止设备因提前老化而报废。

5.确保治疗精度 维护保养可以确保设备的各项功能正常运作，如手术灯的光照强度、牙科手机的转速等，这些都直接关系到治疗的精度和效果。

6.减少交叉感染 牙科综合治疗机在使用过程中容易沾染患者的唾液、血液等污染物。通过及时的清洁和消毒，可以减少交叉感染的风险，保障患者及医生的健康安全。

呼吸机维护及检查情况登记表如表1-1、表1-2所示。

表1-1 维护内容登记表

维护部位	情况登记	备注

表1-2 检查情况登记表

日常检查	情况登记	备注

续表

定期检查	情况登记	备注

任务2　牙科综合治疗机的故障维修

任务描述：掌握常见故障的识别与排除方法，如电机不转、水路堵塞、气压不足等。并将牙科综合治疗机故障及处理方法记录于表1-3。

一、故障识别

1. 电机不转故障识别

（1）观察电机是否有异常声音或发热现象。

（2）使用万用表检查电机电源线路是否通电，电压是否正常。

（3）检查电机传动部分是否卡死或损坏。

2. 水路堵塞故障识别

（1）观察水牙线出水情况，判断水流是否减弱或完全不出水。

（2）检查水路管道是否有弯曲、折叠或破损现象。

（3）使用水管疏通工具尝试清理可能存在的堵塞物。

3. 气压不足故障识别

（1）观察吸唾器或气动工具的工作效果，判断气压是否不足。

（2）检查气源管道是否连接紧密，无漏气现象。

（3）使用气压表测量气源压力，确认是否在正常范围内。

二、故障排除

1. 电机不转故障排除

（1）若电源线路问题，修复或更换损坏的线路。

（2）若电机传动部分卡死，清理或更换损坏的部件。

（3）若电机本身故障，需联系专业维修人员处理。

2. 水路堵塞故障排除

（1）使用水管疏通工具清理堵塞物，确保水路畅通。

（2）若管道破损，更换新的管道。

（3）定期检查并清理水路系统，防止再次堵塞。

3. 气压不足故障排除

（1）检查并紧固气源管道连接处，确保无漏气。

（2）若气源压力不足，调整气源设备或联系供气单位解决。

（3）检查并更换损坏的气压表或相关部件。

牙科综合治疗机故障及处理方法记录表见表1-3。

表1-3　故障及处理方法记录表

报警项目	原因分析	处理方法

课后提升

案例1　AM 8000连体式牙科治疗仪故障修复2例

故障一：开机后，自动给水器失控，出现漏水

分析和检修：自动给水系统的工作原理为当控制台主开关接通时，整机气路、电路接通，这时进入治疗仪的过滤水经气水阀进入手动冲洗痰盂的入口端，同时又进入加热器，经加热器加热后进入自动给水电磁阀入口端。电磁阀同时受两路控制，一路是脚踏微动开关接通后，电磁阀通电，其磁力克服压簧的弹力，使阀芯吸合动作；另一路是接水杯置于盘上时，盘下的触点开关闭合，电磁阀线圈通电，吸动阀芯，漱口水从电磁阀出口流至给水管。当杯中水量升至预先设定的水位时，在其重力作用下，接水盘下移，克服压簧的作用力，使触点开关断开，电磁阀断电停水。在电磁阀芯的前端装有橡皮垫片，确保阀芯和阀门的密封，不漏水，而控制电磁阀动作的微动开关和触点开关在电路中是并联连接的。

根据以上分析，自动给水器失控，产生漏水的原因可能有：①脚踏控制开关失灵，闭合后断不开；②接水盘下的触点开关失灵，触点烧毛融合，不能自动分开；③阀芯一端压簧疲劳，以至于弹性不足或压簧断裂，造成阀芯和阀门不密封；④阀芯的另一端安装的橡皮垫片变形或接触面有脏物，以至和阀门不密封；⑤阀门出水

17

孔表面长期使用，因锈蚀而引起的表面水平。在检修过程中，首先关掉电源、水源。用万用表电阻档检查脚踏微动开关和接水盘下的触点开关，发现开关通断正常，拆下电磁阀，发现阀芯一端孔内的压簧断裂，造成阀芯不能压紧阀门，使自动给水器失控，出现漏水。修理时应更换压簧，由于此类压簧无法买到，故更换同型号的电磁阀，故障解决。

故障二：座椅靠板前后动作失灵，无法变动位置。

分析和检修：座椅靠板的工作原理为带动靠板工作的电机通电后，装在电机轴上的蜗轮转动蜗杆，蜗杆的前段为方牙螺杆，方牙螺杆转动时，带动有方牙内螺纹的连杆动作，连杆的一端和靠板护手轴连接。当电机顺转时，座椅靠板向前调节，逆转时，靠板向后调节，如达到极限位置，则切断继电器电源。

靠板不能前后调节的原因可能有：①电源保险丝烧坏；②控制电机转动的开关接触不良；③控制电机转动的继电器接触不良或线路不通；④蜗轮、蜗杆转动变速箱发生故障。根据上述分析，检查保险丝，若良好则拆下座椅两侧盖板，按下靠板前后控制按钮，见电机能正常转动，但方牙螺杆不转动，说明线路控制部分正常。拆下变速箱后塑料盖（该塑料盖一端和靠板铸件体用一直销连接），发现蜗杆后端固定在变速箱体外面两只锁紧螺母松开脱落，使蜗杆下落，脱离蜗轮，以至电机运转时，蜗轮不能带动蜗杆变动，确定故障由此原因造成。修理时，将蜗杆后端两只螺母锁紧，并注意蜗杆轴的轴向间隙，所拆零件逐一复原后，重新开机，座椅靠板前后正常动作。故障解决。

案例2　CS600椅装式牙科治疗设备的保养及常见故障维修

1.手术灯不亮　插上电源，合上主开关，检查气推微动电开关是否接通电源，若推杆与套筒间滑动有阻碍，就会影响气推微动电开关接通电源，应更换O型圈或加润滑油以减少摩擦。

2.漏水　当冲盂或漱口水阀漏水时，打开冲盂阀或漱口水阀，更换里面的O型圈或压簧。当手机漏水时，检查气控水阀中的气门芯是否损坏；当手机使用后不能及时止水，则需给气控水阀中的O型圈加润滑油或更换压簧。

3.漏气　当冲盂或漱口水中有气时，打开总气控水阀，更换O型圈；当手机插入搁架后还是漏气，则需调整搁架阀阀芯与探头间的距离。

4.电动椅故障　①按动椅子升降开关，只听见继电器吸合声，椅子不升降，说明继电器已经工作，检查四联电磁阀线圈得知线圈开路，更换线圈后正常工作；②工作人员未按动任何升降开关，椅子自动升降，检查各升降开关工作正常，打开椅后电路板，发现电路板上有陈旧的水渍，清除干净后故障排除，经分析是电路板有水渍后引起线路间局部短路，使继电器自动吸合工作，引起椅子自动升降。

课后思考题

　　1.牙科综合治疗机的结构组成及其各部分作用与功能。

　　2.牙科综合治疗机的工作原理及其不同类型间的差异。

　　3.牙科综合治疗机在医疗领域的重要性及未来发展趋势。

目 标 检 测

参考答案

一、选择题

1.口腔治疗设备中，以下哪项不属于诊断设备（　　）

　　A.牙科X射线机　　　　　　　　　　B.超声波洁牙器

　　C.口腔内窥镜　　　　　　　　　　　D.牙周探针

2.牙科综合治疗机的类型包括以下哪些（　　）

　　A.离体式　　　　　　　　　　　　　B.连动式

　　C.移动式　　　　　　　　　　　　　D.所有以上

3.牙科X射线机的主要技术原理是什么（　　）

　　A.超声波　　　　　　　　　　　　　B.磁共振

　　C.X射线　　　　　　　　　　　　　D.激光

4.以下哪项不是口腔治疗设备的维护保养内容（　　）

　　A.定期清洁　　　　　　　　　　　　B.检查设备功能

　　C.更换耗材　　　　　　　　　　　　D.随意调整设备参数

5.光固化机的主要作用是什么（　　）

　　A.牙齿清洁　　　　　　　　　　　　B.牙齿美白

　　C.固化复合树脂　　　　　　　　　　D.牙齿矫正

6.牙科综合治疗机的调试方法不包括以下哪项（　　）

　　A.检查电源连接　　　　　　　　　　B.调整椅位高度

　　C.测试所有功能　　　　　　　　　　D.更换治疗机外壳

7.超声波洁牙器的主要工作原理是什么（　　）

　　A.利用高频振动　　　　　　　　　　B.利用紫外线消毒

　　C.利用激光切割　　　　　　　　　　D.利用磁力吸附

8.口腔治疗设备的日常维护保养不包括以下哪项（　　）

　　A.检查设备表面　　　　　　　　　　B.清洁设备内部

　　C.定期更换易损件　　　　　　　　　D.随意拆卸设备部件

9.牙科综合治疗机的常见故障排除不包括以下哪项（　　）

　　A.检查电源线路　　　　　　　　　　B.检查设备连接

　　C.检查设备软件　　　　　　　　　　D.随意更换设备零件

10.移动式治疗机的主要优点是什么（　　）

    A.便于携带　　　　　　　　　　B.操作复杂

    C.价格昂贵　　　　　　　　　　D.维护困难

二、简答题

1.请简述口腔治疗设备的分类。

2.牙科综合治疗机的结构主要包括哪些部分？

3.光固化机在口腔治疗中的作用是什么？

4.牙科X射线机的未来发展趋势可能包括哪些方面？

5.口腔治疗设备的日常维护保养有哪些重要性？

三、案例分析

1.某牙科诊所新购置了一台牙科综合治疗机，但在使用过程中发现，当牙医操作脚踏开关时，治疗机的照明灯无法正常亮起。请分析可能的原因，并提出相应的检查和解决方案。

2.一位患者在使用超声波洁牙器进行牙齿清洁时，突然感到剧烈疼痛。牙医立即停止了洁牙操作，并检查了设备。请分析可能的原因，并提出相应的预防和处理措施。

书网融合……

本章小结

题库

项目二 呼吸机

学习目标

知识目标

1. **掌握** 呼吸机的各部件作用、操作流程、参数设置及监测。
2. **熟悉** 呼吸机的分类、工作原理及临床应用。
3. **了解** 呼吸机的日常维护、常见报警与故障原因及处理方法。

能力目标

1. **操作技能** 能够熟练操作呼吸机,包括启动、调整通气模式、监测等。
2. **临床应用** 能够将理论知识应用于实际临床情境,对使用呼吸机的患者进行适当的评估。

素质目标

1. 能够树立创新意识、创新精神。
2. 能够和团队成员协商,共同完成工作任务。
3. 具备精益求精的工作理念、求真务实的工作态度。

案例故事

呼吸的希望——一位护士的坚守

在一个寒冷的冬夜,李护士所在的医院接收了一位因严重肺炎导致呼吸衰竭的患者。这位患者的情况非常危急,需要立即使用呼吸机进行救治。李护士作为一名有着多年护理经验的护士,深知此刻自己的责任重大。

李护士迅速赶到患者床边,她冷静地检查了呼吸机的状态,确保一切准备就绪。在医生的指导下,她熟练地调整呼吸机的参数,确保患者能够得到适当的通气支持。夜深人静,李护士始终守护在患者身边,密切关注着呼吸机的运行情况和患者的生命体征。

在漫长的夜晚,患者的病情多次出现波动,李护士一次次地调整呼吸机设置,与医生密切配合,稳定了患者的病情。她不仅关注患者的生理状况,还时刻关注患者的精神状态,用温暖的话语安慰患者,给予他战胜病魔的信心。

知识点 1　呼吸机的分类与结构

一、呼吸机的分类

（一）按使用环境分类

1.**医院用呼吸机**　适用于医院内的重症监护室（ICU）、手术室、急诊室等场所，功能齐全，可提供多种通气模式。

2.**家庭用呼吸机**　适用于家庭环境，通常操作简单，便于患者家属使用，体积较小，便于携带。

3.**转运用呼吸机**　适用于患者转运过程中，具有便携性和稳定性，能够在移动状态下保持稳定的通气。

（二）按通气方式分类

1.**控制通气（CMV）**　完全替代患者的自主呼吸，呼吸机控制所有的呼吸参数。

2.**辅助通气（AMV）**　在患者自主呼吸的基础上，呼吸机提供额外的通气支持。

3.**压力支持通气（PSV）**　呼吸机在患者吸气时提供一定的压力支持，帮助患者完成吸气动作。

4.**同步间歇指令通气（SIMV）**　呼吸机在预设的呼吸周期内给予指令性通气，其余时间允许患者自主呼吸。

（三）按功能复杂程度分类

1.**基础型呼吸机**　功能相对简单，适用于一般的通气需求。

2.**多功能呼吸机**　具有多种通气模式和复杂的功能，适用于各种复杂病情。

3.**高性能呼吸机**　具有高级监测和调节功能，适用于重症患者和特殊治疗需求。

此外，还可以根据适用人群分类，包括：成人呼吸机、儿童呼吸机、新生儿呼吸机等。

二、呼吸机的基本结构

呼吸机主要由气路系统和电子控制系统两大部分组成。气路系统是呼吸机的核心部分，负责气体的产生、混合、传输和处理，确保向患者提供合适的气体流量、压力和成分。电子控制系统则扮演着指挥中枢的角色，它精确控制呼吸机的通气频率和潮气量，并实时监测流量、压力等传感器数据，一旦监测参数超出预设阈值，系统会迅速触发报警机制，提醒医护人员及时干预。现代呼吸机的操作面板设计兼具复杂性和高效性。新型主机配备的大尺寸触摸屏既方便参数调节，又能动态展示实时通气数据、波形图及报警信息，显著提升操作便捷性和信息传递效率。

为了更贴合人体生理需求，呼吸机通常配备湿化器，对供给气体进行加温和湿化处理，以提高患者的舒适度并保护呼吸道黏膜功能。

如图2-1所示，呼吸机的基本结构包括主机、气源、供气和驱动装置、空氧混合器、湿化器、呼吸管路等模块。此外，为提升系统的安全性与可靠性，还配有一系列常用附件，如吸气阀、呼气阀、氧浓度传感器、流量传感器、压力传感器、单向阀、储气囊，压力安全阀、过滤器等。这些部件协同作用共同构成了一个高效、安全的呼吸支持系统。

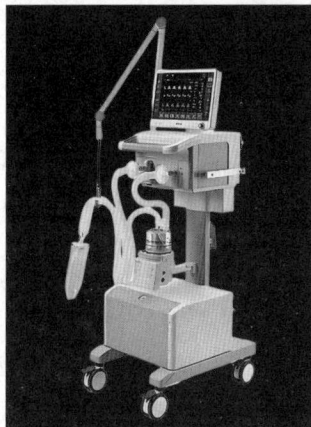

图 2-1　呼吸机

三、各部件作用

（一）气源

呼吸机的常用气体为氧气和空气，这两种气体在气体混合装置（空氧混合器）中按适当比例混合，以提供适合人体的氧浓度。氧气通常以高压氧气瓶或中心供气管道系统供气；而空气通常来源于中心供气系统、医用空气压缩机或环境空气。采用环境空气的呼吸机，通过负压原理或文丘里装置吸入周围空气。

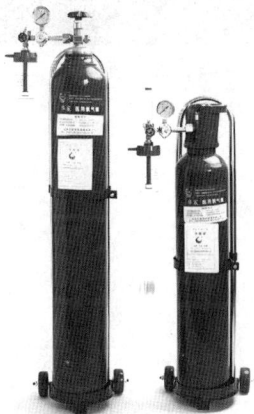

图 2-2　医用氧气瓶

1. 高压氧气瓶　高压氧气瓶通常由钢瓶或铝瓶制成，用于应对中心气源无法供气或其他紧急情况。气瓶的容积有多种，为便于识别各种气体种类，避免错用，一般不同的气体钢瓶会漆成不同的颜色。供应纯度为98%的压缩氧气的新氧气瓶，其压力约为15MPa（约150kg/cm^2）。在使用前，必须通过减压阀将压力降至约0.4MPa。医用氧气瓶的示意图参见图2-2。

2. 中心供气　中心供气是医院内部的气体管网系统，通过管道连接到各个临床科室，各供应点配备专用的连接器，内置控制阀以调节气体压力，将氧气压力调整到约0.4MPa输出使用。若气源压力降至厂方规定的最低限值以下，系统将触发气源不足报警。中央供气接口如图2-3所示。

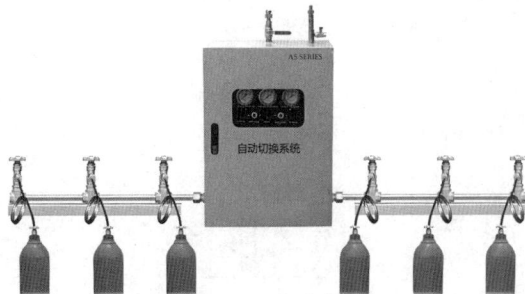

图 2-3　中央供气接口

3. 空气压缩机 采用无油、洁净、低噪声的膜片式双杠空气压缩机，依靠电动机驱动两个活塞进行交替上下运动，将空气压缩成具有一定流量和压力的压缩空气源，通过气路传输系统供主机调节作用。空气压缩机内部配有水分过滤器、调压阀、安全阀、滤气消声器，确保输出的气体为无油、干净、干燥、低噪音的冷空气，并且能在合适的压力范围内持续供气。使用过程中，需每日清洁进气口的海绵，并排除贮水器的积水，以保证压缩机的正常运作和气体质量。

（二）供气驱动装置

呼吸机的供气驱动装置主要是提供通气驱动力，使呼吸机产生吸气压力，将气体压入患者肺内。该系统可根据驱动方式的不同，分为气动型、电动型以及气动电控型三种。

1. 气动型呼吸机 采用压缩气体进行供气，依靠高压压缩气体产生的压力，通过机械呼吸机内部的可调式减压阀或文丘里装置等方式调节，形成稳定的气压源。

（1）可调式减压阀 装置如图2-4所示，该装置将来自贮气钢瓶、中心气站或压缩泵中的高压气体转换成适合呼吸机通气的较低压力驱动气。其基本结构如图2-5所示。通过调节，将进口的高压减至所需的出口压力，并通过控制与调节系统，保持阀后压力在一定误差范围内恒定。

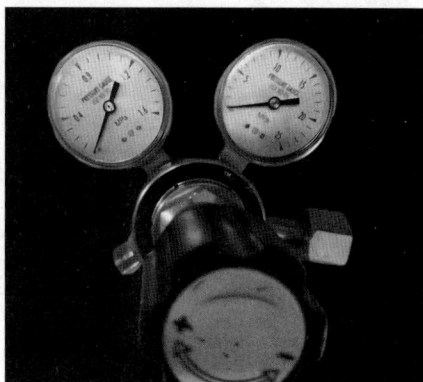

图2-4 减压阀

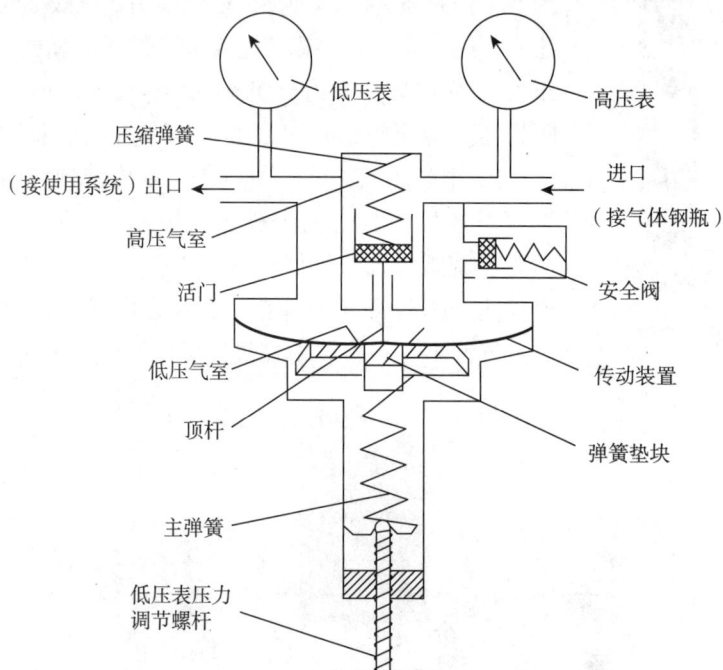

图2-5 减压阀基本结构

（2）文丘里装置　有的呼吸机不依赖压缩空气，而是采用文丘里装置将周围空气带入。文丘里装置是一种利用流体动力学原理设计的装置，它通过文丘里效应（流体通过收缩管道时压力降低、流速增加的现象）实现气体流量或压力的调节。

如图2-6所示，高压氧气从文丘里管的入口（A端）通过喷射头高速射出，在管道截面逐渐减小的收缩段形成低压区或真空气室，从而吸引环境空气从B端进入，与氧气混合后流入扩散腔，扩散腔使混合气体的流速减小、压力恢复，气流更加平稳，并通过消音装置减少振荡和噪声，最终从C端输出。这种呼吸机以单路氧气作为气源，驱动文丘里装置，最低氧浓度可小于45%。但氧浓度会随患者气道阻力增加或肺顺应性下降而提高，因此设备应配备氧气监护仪进行实时监测和调节。通过优化喷射头设计、流体动力调节及增强监控系统，可进一步提高装置的混合效率和供氧稳定性。

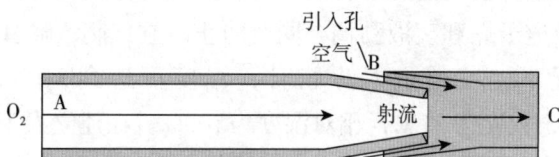

图2-6　文丘里装置原理示意图

📖 **知识拓展**

无创呼吸机

无创通气，顾名思义，即通过非侵入性方式辅助患者进行呼吸，而无需气管插管或切开等侵入性操作。无创呼吸机辅助通气治疗通常通过面罩（如鼻罩、口鼻面罩或头盔面罩）与患者连接，利用一定的气体压力支持，将气体送入肺内，减轻患者呼吸肌的负担，从而改善通气效果。它广泛应用于慢性阻塞性肺疾病（COPD）、急性呼吸衰竭、睡眠呼吸暂停综合征等疾病的治疗。

无创呼吸机主要根据其通气模式分为几种类型，包括持续正压通气（CPAP）、双水平正压通气（BiPAP）、自发同步模式（S/T模式）、容量控制模式（VC模式）、压力控制模式（PC模式），以及高流量鼻氧疗（HFNC）。CPAP通过维持气道正压改善氧合，适用于阻塞性睡眠呼吸暂停患者；BiPAP提供吸气和呼气不同的压力支持，适合慢性阻塞性肺疾病或呼吸衰竭患者；S/T模式结合自主呼吸支持与时间控制，适用于间歇性呼吸衰竭患者；而VC模式和PC模式则侧重于精准控制通气量或气道压力；HFNC则通过提供温湿化的高流量氧气支持轻中度呼吸衰竭患者的通气需求。医护人员需根据患者的病情选择合适的无创呼吸机类型。

2. 电动型呼吸机　采用电动供气的方式，如采用风箱、驱动活塞等，均以电动机作为动力源。电动机驱动活塞进行往复运动，从而向患者供气；也可通过涡轮泵或折叠式皮囊等装置产生正压气流，作为机械通气的动力。在某些情况下，电动型呼吸机可能需要应用压缩氧气，但这主要是为了调节吸入气体的氧浓度，而不是作为动力来源。

气动型呼吸机简单、轻便、无需电源，但只适用于压缩气源供应方便的场合，因检测报警较弱、功能简单，目前市场上已很少见；电动型呼吸机结构较为复杂，应用范围较广，检测报警功能完善，是目前市场上的主流类型。

3. 气动电控型呼吸机 这种呼吸机是将压缩气体和电力二者结合，既能提供动力，也能调节和监测通气。压缩空气和压缩氧气按照不同的比例混合形成的压缩混合气体，既提供了适当氧浓度的吸入气体，也提供了机械通气的动力。通气的控制、调节及各种检测、报警系统均由电力驱动，确保了系统的稳定性和安全性。

（三）湿化器

湿化器是现代呼吸机的必备附件，其主要功能是模拟鼻腔和口腔对吸入气体进行湿化和加温处理。适宜的湿度和温度能对患者的气管、支气管黏膜具有保护作用，避免因长期吸入干燥空气导致呼吸道干燥和痰液黏稠，同时防止冷空气刺激喉管引起咳嗽，影响呼吸治疗效果。正常情况下，气体进入鼻腔时，温度可达到 30～34℃，相对湿度为 80%～90%；到肺泡时，温度为 37℃，相对湿度为 100%。在建立人工气道后，上呼吸道加温加湿功能完全丧失，吸入气体必须由加湿器来加温加湿。因此，将吸气端温度调至 32～36℃，相对湿度超过 100%，以满足人体生理需要。

湿化器连接在呼吸机的吸气回路中，以雾化、蒸汽或两者混合的形式增加吸入气体的温度和湿度。常见的湿化器主要分为加热湿化、雾化湿化和热湿交换器、多孔纤维管道。

1. 加热湿化器 加热湿化器是在水容器中放置加热板或加热丝加热产生水蒸气，调节加热温度使水蒸气的绝对湿度改变。这种湿化方式因其舒适性和保持患者体温的特点而广泛应用。湿化器如图 2-7 所示，包括湿化罐、加热板或加热器、蒸发器组件、温度控制器及进、出气口和主机（加热控制器、电路部分）。

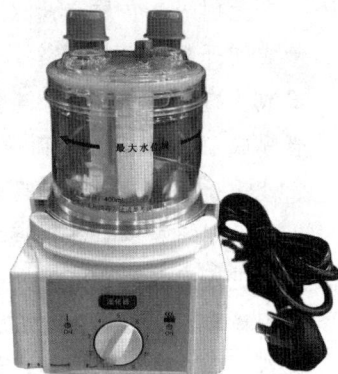

图 2-7 湿化器

（1）湿化罐 通常采用透明或半透明材质（如聚碳酸酯或高分子塑料），方便医疗人员随时观察水位情况并及时添加加水。湿化罐内通常使用蒸馏水或无菌水，以防止杂质或微生物污染设备和患者的气道。湿化罐上常刻有最大和最小水位标记，用于指导医护人员添加适量的水，从而避免水量过多溢出或过少影响湿化效果。

（2）加热板或加热器 加热板位于湿化罐底部，是湿化器中用于加热水的部件，通常采用高效导热材料（如铝合金或陶瓷）。其作用是将水加热至适宜的温度，产生水蒸气，使干燥的气体与之充分混合。加热器具有温度传感器，用于实时监测加热温度，并通过控制系统调节加热功率，确保气体达到理想的湿化效果，同时防止过热对患者造成伤害。

（3）蒸发器组件 将水加温产生水蒸气来增加吸入气体的湿度。蒸发器中还可加入挥发性药物，如枇杷叶等，随吸入气体进入呼吸道；但不可加入非挥发性药物和受热结构易破坏的药物。

（4）温度控制器　温度控制器是湿化器的重要调节装置，通过传感器实时监测水箱内的温度以及输送气体的温度。控制器可以根据设定值自动调整加热板的功率，以确保气体温度始终适宜（一般在34~37℃）。此外，温度控制器通常配备报警系统，当温度过高或过低时，发出警报以提醒医护人员采取措施，保护患者免受温度变化造成的不良影响。

（5）进、出气口　湿化器配有两个主要接口：进气口连接呼吸机，接收呼吸机提供的气体；出气口连接患者端，通过输气管将湿化后的气体输送给患者。进气口一般设计为标准化接口，便于与呼吸机设备兼容，出气口则通过专用呼吸管路与患者面罩或气管插管连接。

（6）主机　面板上有加热控制器和显示屏，对温度进行控制，并显示实际温度。机内一般设有恒温装置和断电保护器，恒温装置如果失控，水温将剧增，则吸入气体温度过热，若超过设定的极限值，断电保护器工作，以免吸入温度过高的气体，烫伤呼吸道。

2. **雾化湿化器**　雾化湿化和常见的雾化器原理是一样的，利用气体射流原理，将水滴撞击成微小颗粒，悬浮于气流之中，输入呼吸道进行湿化。雾滴直径大于60μm，在口腔、咽喉即行沉降；小于0.5μm者，虽可进入肺泡但不会沉降，仍随呼气排出，所以雾滴过大、过小都不能起到湿化作用。当雾滴直径为3~6μm时，可沉降于呼吸道及肺泡中，能起到良好的湿化作用。雾化器也可作为某些药物的雾化吸入，在雾化液中加入抗生素、支气管舒张剂等药物作为呼吸道局部疾病治疗使用。

雾化湿化和加热湿化的不同之处是：雾化器产生的是雾滴，直径小于5μm的雾滴容易沉淀到呼吸道壁，而加热型湿化器产生的水蒸气为水分子，以分子结构存在于气体中，不易携带药物；水蒸气受温度限制，而雾滴与温度无关。雾滴颗粒越多，密度越大，空气的含水量越高。因此，雾化器加湿效果好，但这种加湿器以压缩气体为动力，喷出气体由于减压和并发效应，其温度明显低于室温，不可在呼吸机上长期使用。在室温较低时，要进行加热，否则可能降低患者的体温，对呼吸道产生刺激。

近年来逐渐推广超声波雾化器，利用超声波将水滴击散为雾滴，具有雾滴均匀、有效颗粒密度高、没有噪声等优点，并附有加热装置，可以调节吸气温度和流量。超声波由电子振荡器驱动压电陶瓷产生，工作频率为1.5~2MHz，雾滴直径为0.5~10μm。

📖 **知识拓展**

雾化器技术进展

近年来，雾化器技术取得了全面进展，从传统的压缩雾化器、超声波雾化器到网式雾化器和智能雾化器，各类设备在效率、便携性、精准度和药物适应性上均实现了显著提升。

超声波雾化器利用高频振荡将药液分解为细小的雾滴，雾化效率高且噪音低，但对高黏度药物效果较弱；网式雾化器结合微网技术，通过振动将药液推过微米级网孔，提供更均匀的雾化效果，同时兼具便携性和药物兼容性，适合儿童及慢性病患者长期使用；传统压缩雾化器则通过气流压力雾化药物，适用于高黏度液体，但体积较大且噪音明显。相比之下，智能雾化器通过集成传感器和智能控制系统，根据患者的呼吸参数自动调节雾化量和粒径分布，提供高度个性化的治疗，但设备成本较高。此外，纳米雾化技术能实现深层靶向药物输送和高效吸收，适合复杂呼吸系统疾病的治疗。

这些技术的进步显著提高了治疗效果与患者体验，但不同设备需根据使用场景和药物特性选择，以实现最佳治疗效果。

---

3. 热湿交换器 也称为人工鼻，如图2-8所示。该交换器是一次性使用的，仿生骆驼鼻子制作而成。其内部有化学吸附剂，吸收患者呼出气体的热量和水分，进行吸入气体的加温、加湿。这种交换器集中了以上加湿器的优点，较好地进行加温、加湿，使用简便，不增加堵塞呼吸机管路的发生率，并可保持远端呼吸机管路的清洁。但能增加气道阻力、无效腔容积及吸气做功，故不推荐在慢性呼吸衰竭，尤其是撤机困难的患者中使用。

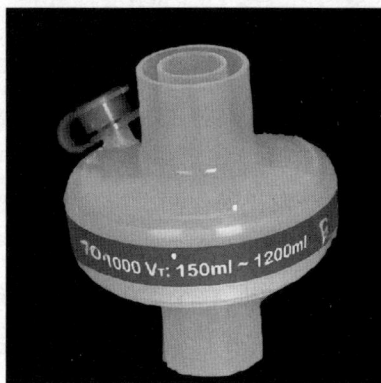

图2-8 热湿交换器

4. 气泡湿化器 气泡湿化器通过气体在水中的扩散和气泡形成增加湿度，湿化后的气体输送给患者。其特点是结构简单、成本低，但湿化效率一般（湿度为40%~60%），无法调节温度，适合低流量氧疗或慢性呼吸疾病患者的辅助治疗，但对重症患者支持有限。气泡湿化器多用于普通氧疗或资源受限的场景。

5. 高流量湿化器 高流量湿化器通过精密加热和湿化装置将高流量氧气或混合气体湿化至100%相对湿度，同时将气体温度调节至人体生理范围（32~37℃），并提供恒定流量。其特点是湿化效率高、温度和流量可控，适合急性呼吸衰竭、慢性阻塞性肺疾病（COPD）等复杂呼吸系统疾病的患者。高流量湿化器常用于ICU、高流量氧疗和急救场景。

6. 多孔纤维管道湿化器 加温使水在管道外循环，并逐渐弥散管道加温，既有湿化的作用，又基本不增加呼吸机的顺应性，这对婴儿呼吸机十分重要。湿化点可放置在吸入气管口的附近，可使湿化的效果大大改善。有些湿化器为减少在气体输送过程中的温度损失和减少积水，在吸入气的管道口中安装了加热线。

（四）空氧混合器

空氧混合器是一种装置，用于将压缩氧气和空气按比例混合，以输出所需的安全氧浓度给患者进行治疗。一般除特殊病例需短期使用高浓度氧（氧浓度大于50%）外，氧浓度设置均不超过40%，不低于30%。氧浓度过低且通气量不足会导致气体交换困难，引起缺氧和二氧化碳潴留，进而引发呼吸性酸中毒。相反，氧浓度过高会对呼吸道和肺组织造成损害，抑制呼吸中枢，加重二氧化碳潴留，同样导致呼吸性酸中毒，甚至昏迷或死亡。因此，吸氧浓度需根据病情发展不断调整和严格控制。

空氧混合器附有输出氧气压力、流量、氧浓度的监护及报警功能，能够有效地控制吸氧浓度。常见的空氧混合器有以下几种类型。

1. 浮标式混合器 浮标式混合器由氧气流量浮标计和空气流量浮标计组成，依靠浮标的浮动来调节气体流量和混合比例。气体流量的变化会导致浮标位置的调整，从而控制氧气浓度的输出。这种混合器结构简单，工作原理直观，其优点在于维护较为简单、成本低廉，且氧气浓度稳定，常用于一些基础医疗设施和氧疗设备中。浮标式混合器的缺点是其调节精度相对较低，因此不适合对氧气浓度有严格要求的高端医疗环境。

2. 机械膜式混合器 机械膜式混合器通过氧气和空气分别进入不同接口的混合室，混合室内部的膜随气体流量变化而变形，从而控制气体流入量，进而影响输出气体的氧浓度。这种混合器结构相对简单，不依赖电力支持，因此也常用于一些应急和非电气环境。机械膜式混合器的缺点是其控制精度受限于机械设计，不能像电子设备那样快速响应气体流量的微小变化，适合中等精度要求的场景，如手术室和急诊治疗。

3. 电子比例混合器 电子比例混合器采用电磁阀和精密的电子控制系统，能够根据传感器反馈实时调节氧气和空气的流量比例，确保输出气体的氧浓度与设定值高度一致。这种混合器的主要优势在于其精确的氧浓度控制和自动调节功能，能够根据需求自动调整并保持稳定的输出浓度。电子比例混合器适用于对氧气浓度要求非常精确的高端医疗设备，如重症监护室（ICU）、麻醉机和高端呼吸机等。然而，它的缺点是价格较高，维护也相对复杂，需要定期校准和检查，适用于医疗水平较高、技术要求严格的环境。

空氧混合器混合气体后的真实氧浓度可由氧电池来监测。氧电池如图2-9所示，其工作原理是基于氧化锆对氧的敏感性，在铂电极的催化下，氧气在参与氧化还原过程中会产生电势差，进而转化成电压信号。在恒定工作压力和恒定温度条件下，氧电池产生的电压值与氧浓度成正比关系，每个氧电池的输出电压在整个寿命期内基本上是稳定的。当测量到的氧浓度值与设置的氧浓度值偏差较大时，机器将发出报警提示，这时可以对其进行定标校准，若偏差仍然较大，一般都是氧电池耗尽，需更换氧电池，一般氧电池的寿命是1~2年，质量好的可以使用3年，电池寿

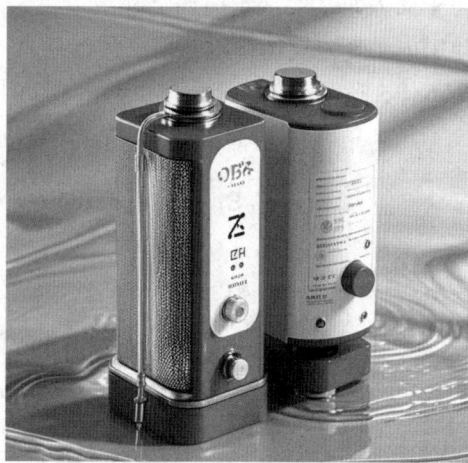

图2-9 氧电池

命主要随实际操作环境而有所变化，如在高氧浓度或高温状况下使用会缩短其寿命。

（五）主机

主机是呼吸机的核心部分，负责提供呼吸管理。空气和氧气混合后，送入主机，按照设定的参数和通气方式给患者供气。现代呼吸机普遍采用多种传感器来监测呼吸力学等

参数的变化，并通过微电脑进行数据分析和处理后，自动调节潮气量、吸呼比、压力、流量、容积等参数。此外，呼吸机还配备了监测和报警系统，能实时显示呼吸参数值，显示呼吸机当前状态和调整参数情况。当监测到的参数超出设定范围时，呼吸机会触发报警，并通过安全阀等安全装置确保其运行在安全范围内。

由于呼吸机需要调节的参数众多，通常配备一个复杂的操作面板。主机面板分为三个区域：①参数设置区：用于设置气道压力、压力上下限设置、潮气量、吸呼比、呼吸频率、通气方式等参数；②参数显示区：显示各种参数的设定值和实际检测值；③监测报警区：主要监测压力、潮气量、每分通气量、呼吸频率等参数，并在参数超出设定范围时发出报警提示，或对呼吸机可能出现的故障进行报警。

（六）呼吸回路

呼吸回路是输送气体的通道，主要包括螺纹管、气管插管、气囊套和鼻/面罩。其作用是把经过加热湿化或雾化的气体，通过回路输送给患者，并把患者呼出的气体通过呼气模块排出。

1. **螺纹管** 如图2-10所示。螺纹管的设计旨在防止管腔扭曲造成的狭窄或阻塞，通常采用螺纹折叠结构。螺纹管多用橡胶制成，虽然不易堵塞，但内壁不平，增加了气流阻力，且随气压变化而伸缩，增加呼吸机的无效腔效应。近年来，采用软塑料导管，管壁内有螺旋弹性钢丝，较好地克服了上述缺点。

2. **气管插管和气囊套** 如图2-11所示。气管插管由橡胶或塑料制成，其硬度适宜，便于插入而又不至于损伤上呼吸道黏膜。插管还需装配由乳胶或薄膜塑料制成的气囊套。使用前将囊内气体排尽，插入气管后自然膨胀，可以堵住气管间隙，防止漏气。如密闭效果不佳，还可适当注入空气。

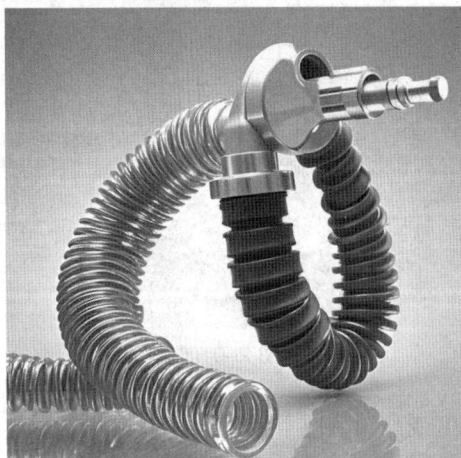

图 2-10 螺纹管

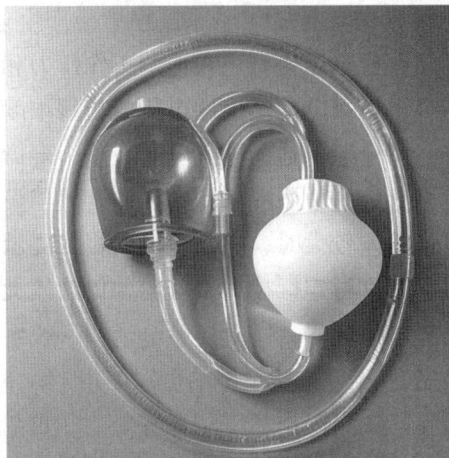

图 2-11 气管插管

3. **鼻/面罩** 如图2-12所示。临床上常用的面罩有两种：一种用于麻醉呼吸机，为胶质面罩，裙边为充气环囊，用以增加与面颊皮肤的接触面，防止漏气和减轻管部压力；另一种为有机玻璃面罩，边沿为乳胶制成的充气囊垫，具有重量轻、柔软、密贴等优点，用作固定面罩。吸气面罩通常分为大、中、小和特小四种型号，形状多样，在某些部位采用透明有机玻璃制作，总体上应确保大小适中，边缘柔软能紧贴面部，不漏气，不损伤面部，并尽量减少无效腔。

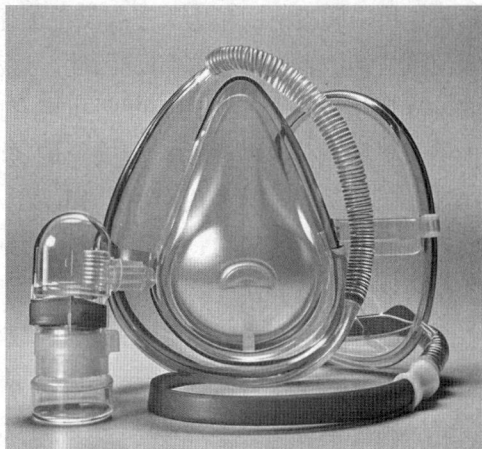

图2-12 鼻/面罩

（七）其他附件

1. **呼气末正压阀（PEEP阀）** PEEP阀是一种关键的调节装置，用于在呼气末期保持患者气道内的正压，从而防止肺泡在呼气结束时塌陷。通过在呼吸回路中设置一个压力释放阀，PEEP阀在患者呼气时仅允许气道内的压力下降到设定值，不会完全归零，从而维持气道和肺泡的开放状态。它能够增加功能残气量（FRC），改善肺泡通气和气体交换效率，显著提高患者的氧合水平。

PEEP阀的核心是一个弹簧加载或气动控制的压力调节装置，当呼气压力达到设定值时，阀门打开，允许气体排出；而当压力低于设定值时，阀门关闭，从而保持一定的正压。现代的PEEP阀多配备数字控制功能，与呼吸机参数联动，实现更精确的压力调节。

PEEP值的设定范围通常为 $3 \sim 20 cmH_2O$，根据患者的病情和治疗目标调整。过高的PEEP值可能导致气压伤、静脉回流受限和心排血量下降；而过低的PEEP值可能不足以维持肺泡开放，降低治疗效果。因此，PEEP阀的使用需在严密监测下完成，尤其是重症患者的管理。广泛用于有创通气和无创通气的患者管理，尤其是急性呼吸窘迫综合征（ARDS）、慢性阻塞性肺疾病（COPD）、肺不张及低氧血症患者的呼吸支持治疗。PEEP阀的精确调控在优化患者呼吸状态、提高治疗效果方面发挥着重要作用。

2. **呼吸阀** 呼吸阀分为吸气阀和呼气阀。在吸气相时，吸气阀开启，呼气阀关闭；在呼气相时，呼气阀开启，吸气阀关闭。二者是交替一开一闭的工作状态，为患者提供通畅的呼气通道。目前，常用的呼吸阀装置有三种：活瓣式呼吸阀、电磁比例阀和先导式呼吸阀。活瓣式呼吸阀为轻质材料制成的鸭嘴状单向活瓣。电磁比例阀通过通电导线在磁场中产生电磁力来控制阀板的开启和关闭，该阀阻力很小，应用较广。先导式呼吸阀采用预置压来调节呼气阀的开启和关闭。

3. **安全阀** 安全阀有两种，一种是压力安全阀，另一种是旁路吸入阀。压力安全阀通常采用直动式溢流阀，其工作原理是将溢流阀与气道系统相连接，当后者的压力在规定范围内时，作用于阀板上的力小于弹簧的压力，阀门处于关闭状态；当气道系统的压力升高，作用于阀板上的压力大于弹簧上的压力时，阀门开启，排出气体，直至气道压降到规定范围之内，阀门重新关闭。因此，这种安全阀能保证患者的气道压在一个安全范围之内。气压超过安全界线时，呼吸机应有的动作是发出声光报警，同时安全阀打开，中断进一步正压送气并改变为比较安全的送气模式。一般认为，正常肺在开胸条件下可耐受167kPa的压力，非开胸时可耐受13.7kPa的压力。但患某些疾病如肺气肿时，4.9kPa或更低的压力即可产生气胸、纵隔气肿等合并症。所以采用定容模式呼吸时，压力安全阀的装置及阈值的调整十分重要。

另一种安全阀为旁路吸入阀。在呼吸机正常工作时，该阀关闭；但一旦供气中断，随患者吸气造成的管道负压可推动阀板，使空气进入管道系统，保证患者供气，避免窒息。

4. 单向阀　作用是保证气体向一个方向流动，防止气体回流。

5. 流量传感器　流量传感器是呼吸机中的重要部件，用于实时监测气体在呼吸管路中的流速和流量。它能够精确测量吸气和呼气的气体流量变化，并将数据反馈给呼吸机的控制系统，以优化通气参数。流量传感器常采用热式流量计或差压式流量计技术，能够区分患者的自主呼吸与机械通气，从而帮助呼吸机调整输出流量和压力。现代高端呼吸机中的流量传感器还具备灵敏度高、响应迅速的特点，能够快速捕捉患者的微小呼吸信号，特别适合需要精准通气支持的重症患者。

6. 压力传感器　压力传感器是用于监测气道压力的关键组件，实时监测患者吸气、呼气时的气道压力变化，并将其与呼吸机设定的压力参数进行对比，以确保压力输出的精确性。压力传感器通常位于呼吸机的气道接口处，通过检测压力波动，帮助控制吸气正压（IPAP）、呼气正压（EPAP）及呼气末正压（PEEP）等参数。此外，它还能识别气道阻力和漏气情况，提醒医护人员调整通气设置，防止患者因压力不足或过高导致的通气异常。高精度压力传感器在重症监护和无创通气中尤为重要，能够提高治疗的安全性和有效性。

7. 过滤器　分为细菌过滤器和空气过滤器。

（1）细菌过滤器　通过呼吸机排出的气体中含有大量致病菌，既污染环境，又易造成交叉感染，一般在呼气阀端装有过滤器，主机内部一般不消毒，因此需对机器内部进行防护，所以在呼吸机吸气阀后装有细菌过滤器。传染病患者一般采用一次性细菌过滤器。过滤器结构简单，成本低，可靠性高，操作简单，采用高效过滤介质，可有效截留管路中的杂质、细菌和其他病原体，预防各种致病菌排入病室内，造成患者之间的交叉感染。

（2）空气过滤器　若使用环境空气，环境空气中有杂质、灰尘颗粒等，空气过滤器能对环境空气进行净化过滤。需要注意的是，应定期对空气过滤器进行清洁和更换，以免造成堵塞，从而导致空气摄入不足，氧浓度过高。

8. 储气囊　容量为1L的标准皮囊用于储存纯氧气体。在突然断电或呼吸机不工作时可用通过捏储气囊进行手动供气，以防患者窒息。

知识点 2　呼吸机的基本工作原理

人类肺泡的膨胀和收缩依赖于大气压之间的压力差，这一过程形成了呼吸功能。呼吸机的基本工作原理是利用机械动力建立肺泡和外环境之间的压力差，使肺泡充气和排气，从而实现强制的人工呼吸过程。其工作原理如图2-13所示。

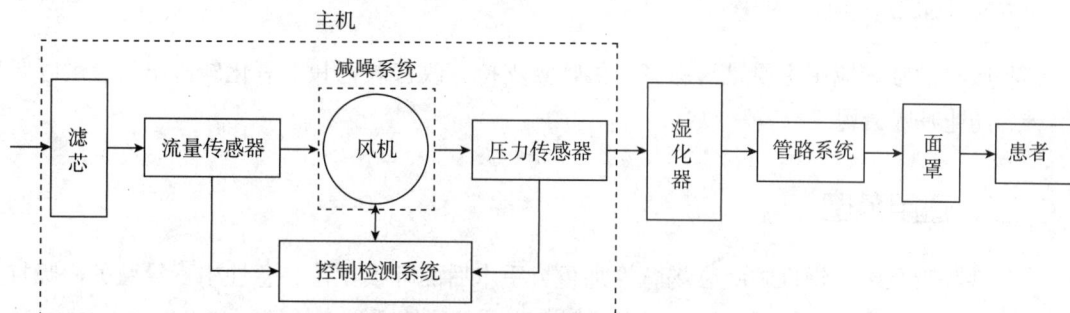

图 2-13　呼吸机工作原理示意图

1.气体供应与混合　氧气从氧气瓶或中心供氧系统经减压阀调整至0.4MPa的压力。压缩空气或通过文丘里装置吸入的环境空气与氧气在空氧混合器中按设定的比例混合，形成适合患者呼吸的新鲜气体。

2.流量控制与气体输送　新鲜气体通过流量阀和吸气阀进入吸气管路。吸气管路中装有湿化器，对新鲜气体进行加温加湿。同时，管道上装有疏水器，用于收集管道内多余的水汽，并定期倒掉以防止管路堵塞。

3.气体处理与输送　湿化后的气体通过与患者连接的三通阀进入患者肺内。为了确保患者的安全，呼吸机在气道中设置了安全阀，用于限制患者气道内最高压力，通常设定为6kPa。当气道压力超过安全压力时，安全阀会开放泄气。

4.电子控制系统　电子控制系统负责整机工作的定时控制，包括吸气时间、自主呼吸时的切换信号、电磁阀的驱动信号和呼气活瓣控制信号。气流经过吸气流量传感器，转换成系统用的监测信号，用于监测吸气潮气量和每分通气量，然后进入湿化器。在湿化器里气体被湿化并加温到人体所需要的温度，然后经输气管道送至患者。患者呼出的气体通过管道经呼气活瓣排出体外。吸气时吸气阀打开，呼气活瓣关闭；呼气时刚好相反，即吸气阀关闭，呼气活瓣打开，整个过程受电子控制系统的控制。主机板部分提供基本时钟，对流量传感器信号进行处理，管理键盘和显示处理，处理各种报警信号，并进行压力监测。

5.患者与气道压力监测　采样部分主要监测患者与气道压力，并将数据送至面板显示。它产生压力报警和患者触发信号，监控整机电源情况，并在电压异常时报警。

6.参数设置与数据显示　面板显示部分负责完成参数设置和数据显示，确保用户能够直观地调整和监控呼吸机的工作状态。

7. 电源供应 开关电源部分为整个系统提供各部分正常工作所需的电源，确保呼吸机的稳定运行。

知识点 3　呼吸机的临床应用

一、目的

呼吸机的临床应用主要是为患者提供呼吸支持，改善氧合和二氧化碳排出，缓解呼吸困难，防止呼吸衰竭。

二、适用范围

急性呼吸衰竭、慢性呼吸衰竭急性加重、手术后的呼吸支持、急性中毒导致的呼吸抑制、神经肌肉疾病导致的呼吸无力、胸部创伤或手术后的呼吸支持等。

三、呼吸机的临床应用分类

1. 无创呼吸机应用

（1）适应证　轻至中度呼吸衰竭；神志清醒，能够配合治疗的患者；呼吸道分泌物少，无严重呼吸道梗阻。

（2）操作步骤　选择合适的面罩或鼻罩；调整呼吸机参数（如压力支持、呼气末正压等）；指导患者如何配合呼吸机进行呼吸。

2. 有创呼吸机应用

（1）适应证　重度呼吸衰竭；神志不清或无法配合无创呼吸机的患者；有严重呼吸道梗阻或分泌物多的患者。

（2）操作步骤　气管插管或气管切开；连接呼吸机管路；设置呼吸机参数（如潮气量、呼吸频率、吸呼比等）；监测患者生命体征和血气分析。

四、呼吸机临床应用的具体疾病

1. 急性呼吸窘迫综合征（ARDS）　应用呼吸机时，采用小潮气量、适当呼气末正压（PEEP）的策略。监测血气分析，调整呼吸机参数以改善氧合。

2. 慢性阻塞性肺疾病（COPD）急性加重　使用无创呼吸机进行初始治疗，必要时转为有创呼吸机。设置适当的压力支持和PEEP，减少呼吸肌做功。

3. 心源性肺水肿　应用呼吸机时，采用适度PEEP，减轻肺泡水肿。监测心脏功能和血流动力学，调整治疗方案。

4. 神经肌肉疾病 根据患者呼吸肌力量，调整呼吸机支持水平。长期使用呼吸机者，考虑家庭机械通气。

五、呼吸机临床应用中的注意事项

1. 常见并发症 呼吸机相关性肺炎（VAP）、气压伤、氧中毒、呼吸机依赖。

2. 预防措施 严格执行无菌操作；保持呼吸道通畅；合理设置呼吸机参数；定期监测血气分析；患者早期活动和呼吸肌训练。

实 训

【实训目标】

1. 掌握呼吸机的安装过程、呼吸机面板各按钮的作用、呼吸机参数设置范围。
2. 熟悉呼吸机的通气方式、各参数的调节和呼吸机的质量控制。
3. 了解呼吸机安装中应注意的事项、各部件的功能检查内容。

【实训项目】

本次实训有两个项目，可以选择书中提供的实训项目，也可以依托其他企业项目，或学生、教师的创业项目。

实训一：呼吸机的安装与调试。熟悉呼吸机安装过程，了解安装中应注意的事项。熟悉调试过程，了解各部件的功能检查内容。

实训二：呼吸机的维护及常见故障排除。学习呼吸机的日常维护及常见故障排除方法，了解呼吸机的质量控制。

【实训步骤】

1. 结合课前自学，完成知识拓展案例学习，整合网络调研相关知识。
2. 本次实训拆解为三大部分，包含6项实训任务，请依次完成实训任务。
3. 实训过程中可采用线上线下混合学习的方式，学生以小组为单位协同合作，运用在线课程资源库，通过头脑风暴集思广益，共同完成实训任务。
4. 请将每项任务的实训成果整理到相关表格（表格可以另外附页）或以思维导图形式呈现。

【实训资料】

19世纪末20世纪初，随着人工气道技术的完善和喉镜直视下气管插管方法的建立，正压通气方法在外科和麻醉学科领域得到迅速发展。1934年Frenkner研制出第一台气动限压呼吸机，它的气源来自钢筒，气体经两只减压阀，产生50cm水柱的压力。呼气时通过平衡器取得足够的气流，吸气时间由开关来控制，气流经吸入管入肺，当内压力升至预计要求时，阀门关闭，呼吸停止。1940年，第一台间歇正压通气（IPPV）麻醉机被发明，并应用于胸外科手术患者和战伤急性呼吸窘迫综合征（ARDS）的抢救中，获得成功。1946年，美国Bennett公司研制出第一台初具现代呼吸机基本结构的间歇正压呼吸机并应用于临床。1950年，瑞典的Engstrom研制出世界上第一台容量转换型呼吸机。自此，正压通气技术达到了一个新的水平。1964年，Emerson的术后呼吸机是一台电动控制呼吸机，呼吸时间能随意调节，装有电子线路，配备压缩空气泵，各种功能均由电子调节，从根本上改变了过去呼吸机简单的机械运动，而跨入精密的电子时代。1970年利用射流原理的气动呼吸机研制成功。这台气流控制的呼吸机的全部传感器、逻辑元件、放大器和调节功能都是采用射流原理，没有任何活动的部件，但具有与电路相同的效应。20世纪80年代以后，计算机技术迅猛发展，使新一代多功能电脑型呼吸机具备了以往不可能实现的功能，如监测、报警、记录等；进入90年代，呼吸机不断向智能化发展，计算机技术的应用使呼吸机的性能更加完善。

我国呼吸机的发展历程可谓是一部从模仿到创新、从起步到跨越的奋斗史。自1958年上海成功研制出第一台钟罩式正负压呼吸机开始，我国呼吸机产业踏上了艰难的探索之路。历经1971年电动时间切换定容呼吸机的自主研发，80年代的技术引进与模仿，到90年代我国呼吸机制造企业开始增多，自主研发能力逐步增强。进入21世纪，我国呼吸机技术向多功能、智能化方向快速发展，2008年应对重大公共卫生事件的能力提升，以及2020年新冠疫情背景下产能的迅速扩张，都充分展示了我国呼吸机产业的蓬勃发展与创新实力。如今，我国呼吸机已在全球市场占据一席之地，未来将继续朝着更高技术水平、更广泛市场应用的道路迈进。

实训一　呼吸机的安装与调试

任务1　呼吸机的安装

任务描述：对照安装步骤完成呼吸机管路的安装，并绘制安装流程图。

1. 准备工作

（1）清点设备　检查呼吸机整机及附件是否齐全，包括面罩、呼吸管路、湿化器、空氧混合器、过滤器、传感器、电源线等。

（2）检查环境 确保设备工作环境整洁无尘，电源接口接地良好，供电电压符合设备要求；如使用氧气源，需确认氧气瓶或中央供氧系统的压力正常且稳定。

2.连接电源线 将呼吸机主机和湿化电源线的插头与插座接好。

3.气源连接

（1）氧气来源 O_2处连接到氧气瓶减压器接头处、中心供氧接头处。

（2）空气来源 将呼吸机Air处连接到空气压缩机、中心供气接头处。

4.连接与患者的呼吸管路和湿化器等附件。

（1）首先确认呼吸机的吸气端口和呼气端口，一般呼吸机上都有箭头标志吸气方向，为方便可以自行设立醒目的方向标志，防止忙乱中将方向接反。

（2）吸气管路首先由一短的连接管连接湿化器，湿化器的另一端开口连接通向患者的吸气管，注意不要将方向接反。

（3）吸气管路和呼气管路上一定要连接疏水器（积水杯），收集呼吸机管路中的冷凝液。

（4）安装吸气端细菌过滤器。为保护呼吸机，防止液体进入呼吸机，在呼气支末端一般要再连接一个集液瓶和过滤器，过滤器应定期更换。

5.连接Y型管，开机自检。

绘制安装流程图：

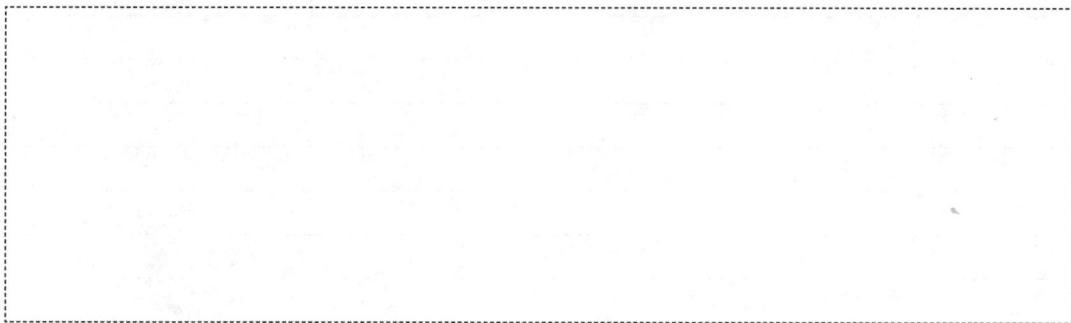

📖 **知识拓展**

家用呼吸机

家用呼吸机最早出现在20世纪80年代，初期主要用于治疗阻塞性睡眠呼吸暂停（OSA）。随着医学技术的不断进步，家用呼吸机从单一的CPAP模式发展到多种通气模式，并引入了传感器技术、数据记录和远程监控功能，使设备更加精准、智能化、便携化。

家用呼吸机是一种非侵入性医疗设备，为患有呼吸功能障碍的患者提供持续的呼吸支持。其主要功能是通过提供适当的压力支持、氧气浓度调节和湿化功能，帮助患者改善通气和氧合，减轻呼吸负担，提高生活质量。家用呼吸机广泛应用于阻塞性睡眠呼吸暂停（OSA）、慢性阻塞性肺疾病（COPD）、神经肌肉疾病、急慢性呼吸衰竭等疾病的管理。

现代家用呼吸机种类多样，包括持续正压通气（CPAP）、双水平正压通气（BiPAP）、自发同步模式（S/T）、高流量鼻氧治疗（HFNC）及智能化呼吸机等，设备具备操作简单、便携性高、功能精准等特点，并结合数据记录与远程监控技术，为患者提供个性化的家庭护理支持。

任务2　呼吸机的性能参数

任务描述：通过呼吸机的面板操作，整理此呼吸机的主要性能参数并填写表2-1，利用互联网工具查询行业资料，补充其他相关性能参数并填写表2-2。

表2-1　呼吸机主要性能

参数名称	主要指标	

表2-2　其他相关参数补充

参数名称	主要指标	

1. 气体流量　气体流量（gas flow）为单位时间内患者吸入或呼出气体的体积，单位为升/分（L/min）。

2. 潮气量 潮气量（tidal volume，V_t）为患者单次吸入或呼出气体的体积，对呼吸机而言，指机器每次向患者传送的混合气体的体积，单位为毫升或升（ml或L）。与年龄、性别、体积表面、呼吸习惯、体内新陈代谢有关。潮气量的设定并非恒定，应根据患者的血气分析进行调整。正常情况下，成人6~10ml/kg，儿童10~15ml/kg。

3. 呼吸频率 呼吸频率（f）为每分钟以控制、辅助或自主方式向患者送气的次数，单位为次/分。年龄越小呼吸频率越快。新生儿呼吸频率一般为40~50次/分；婴儿为30~40次/分；成人一般为16~20次/分。

4. 分钟通气量 分钟通气量（minute ventilation volume，MV）为患者每分钟吸入或呼出的气体体积，对呼吸机而言，指仪器每分钟向患者传送的混合气体的体积，分钟通气量等于潮气量乘以呼吸频率，单位为毫升/分或升/分（ml/min或L/min）。平静呼吸时，成人的每分通气量为6~8L。随着年龄的增长，分钟通气量逐渐增加。

5. 吸呼比 一个呼吸周期内，从吸气开始到呼气开始的一段时间为吸气时间，从呼气开始到吸气开始的一段时间内为呼气时间，吸气时间和呼气时间的比值称为吸呼比（I：E ratio）。通常吸呼比为1：1.5~1：2，阻塞性通气障碍可调至1：3或更长的呼气时间，限制性通气障碍可调至1：1。

6. 氧浓度 氧浓度（fraction of inspire O2，FiO2）为患者吸入的混合气体中，氧气所占的体积百分比。提供给患者吸入的氧浓度在21%~100%范围内精确可调，氧浓度设置一般低于40%，若氧浓度大于60%，持续7个小时以上，易导致氧中毒，从而诱发急性呼吸窘迫综合征。

7. 吸气压力水平 在压力控制或压力支持模式下，呼吸机以设定的呼气压力水平（inspiration pressure level，IPL）为患者送气，单位为千帕（kPa）。

8. 气道峰压 气道峰压（airway peak pressure，Ppeak）为气道压力的峰值，单位为千帕（kPa）。

9. 呼气末正压 呼气末正压（PEEP）为呼气末气道压力值，单位为千帕（kPa）。

10. 肺活量 尽力吸气后，从肺内所能呼出的最大气量称为肺活量（VC），正常成人为4500ml。

11. 顺应性 呼吸系统在单位压力变化下的容积改变称为顺应性（C），是表示胸廓和肺脏可扩张程度的指标。顺应性下降，弹性阻力上升；顺应性上升，弹性阻力下降。

12. 气道峰压 气道峰压（airway peak pressure）即气道压力的峰值。当肺部顺应性正常时，吸气压力峰值一般为10~20cmH$_2$O；肺部病变轻度：20~25cmH$_2$O；中度：25~30cmH$_2$O；重度：30cmH$_2$O以上，呼吸窘迫综合征、肺出血时可达60cmH$_2$O以上。但一般在30cmH$_2$O以下，新生儿较上述压力低，一般为5cmH$_2$O。

13. 吸气流速 患者在吸气时，气体在呼吸道内流动的速度称为吸气流速（V_i）。它分为峰值流速和平均流速。

任务3 呼吸机的通气方式

任务描述：呼吸机的使用中，医生需要根据病情选择患者的通气模式。不同患者适用的通气模式不同，在患者的不同阶段应随病情适当改变呼吸模式，确保患者呼吸舒适，以免发生人机对抗。现代呼吸机允许患者自主呼吸而不是每次呼吸都由呼吸机提供通气，呼吸机只是在需要时提供帮助。此外，许多新型的呼吸功能提供多种不同的控制方式和通气模式，治疗过程中一般会采用综合通气模式来实现机械通气和呼吸治疗。

请结合本机梳理常用的通气方式，并完成并填写表2-3。

表2-3　通气方式汇总表

通气方式	适用患者

1.控制通气　控制通气（control ventilation，CV）又称间歇正压通气（intermittent positive pressure ventilation，IPPV），是临床应用较多的一种通气方式，主要用于患者无自主呼吸或虽有自主呼吸，但呼吸频率和节律不规律，此时必须由呼吸机控制患者的呼吸频率、幅度和节律。不管患者本身自主呼吸如何，呼吸机通过预先设置的参数，有规律地、强制性为患者正压通气。所以，控制通气的呼吸频率的快慢，只取决于呼吸机的设定频率或呼吸周期时间。

2.辅助通气　患者自主呼吸仍然存在，但比较微弱，不能靠自身的调节达到理想的呼吸效果，此时给予一定的气压，完成正常的通气称为辅助通气（assisted ventilation，AV）。呼吸频率只取决于患者吸气努力的频率与程度，而不受其他任何机械因素的影响。因患者自主呼吸往往是不稳定的，故呼吸频率及每次间隔时间都不时发生变化。每次吸气都是靠传感器感知患者吸气时引起的回路内压力或流速变化来触发。

3.辅助-控制通气方式　辅助-控制通气方式（assist-control mode，A/C）是将控制呼吸与辅助呼吸方式结合在一起，患者有自主呼吸时，机械随呼吸启动，一旦自主呼吸在一定时间内不发生，机械通气自动由辅助转为控制通气。可预先根据潮气量的大小及机体所需通气量，设定最小通气频率（或最小每分通气量）。如每分钟患者自主呼吸启动辅助机械通气的次数≥这一频率（或每分通气量≥设定值），则控制呼吸部分不工作。如自主呼吸频率过低（或每分通气量过低），则自动由控制呼吸装置来补充。这种通气方式的优点是：既允许患者建立起自己的自主呼吸频率，也能在自主呼吸抑制或暂停时保证必要的通气量。

4.持续气道正压 持续气道正压（continuous positive airway pressure，CPAP）是在患者自主呼吸的前提下，呼吸机在整个呼吸周期内提供持续的正压气流，正压气流大于吸气气流，呼气系统对呼出气流给予一定的阻力使吸气期和呼气期气道压均高于大气压。呼吸机内装有灵敏的气道压测量和调节系统，随时间调整正压气流的流速，维持气道压基本恒定在预测的CPAP水平上。CPAP技术只能用于呼吸中枢功能正常、有自主呼吸的患者，作为辅助呼吸，可锻炼呼吸功能。凡是主要因肺内分流量增加引起的低氧血症都可应用CPAP。可防止和逆转小气道的闭合及肺泡萎陷，使胸膜腔内压增加，吸气省力，自觉舒服。

5.呼气末正压通气 呼气末正压通气（positive end expiratory pressure，PEEP）是指吸气由患者自发或呼吸机产生，而在呼气末期，借助于装在呼气端的限制气流活瓣等装置，使气道内压力维持在一定的正压水平的方式。此功能可对小气道及肺泡起到顶托作用，在呼气末呼吸道压力仍保持在高于大气压的水平，防止小气道及肺泡的萎陷，并能使功能残气量增加，肺顺应性增加，增强患者换气功能。该模式在治疗呼吸窘迫综合征、非心源性肺水肿、肺出血、肺不张等疾病时起重要作用。

实训二 呼吸机的维护及常见故障排除

任务1 呼吸机的日常维护

任务描述：结合呼吸机的使用操作，完成呼吸机日常维护内容梳理，并完成表2-4至表2-6的填写工作。

1.呼吸机维护保养的意义 呼吸机维护保养是确保设备正常运行、延长使用寿命以及保障患者治疗效果的重要环节。

（1）确保设备正常运行 定期检查和保养可以及时发现并解决潜在问题，避免因设备故障导致的治疗中断。

（2）延长呼吸机的使用寿命，降低故障发生率 高端呼吸机价格昂贵，通过维护保养可延长其使用寿命，及时消除呼吸机隐患，减少故障发生率，从而提高设备的整体经济效益。

（3）保障紧急救援效率 每次使用后，将呼吸机消毒保养完好，确保呼吸机处于正常工作状态或完好的备用状态，不仅能节约时间，还能提高抢救成功率。

表2-4 维护内容登记表

维护部位	情况登记	备注

续表

维护部位	情况登记	备注

2. 呼吸机的清洁

（1）主机外壳和压缩泵外壳　用中性清洁剂沾湿抹布擦净即可，切勿让液体渗入呼吸机（包括触摸屏、键盘和万向臂架），每日1次或隔日1次。

（2）空气过滤网　空气过滤网（包括空气压缩泵和某些呼吸机主机中可清洗的空气滤网）的具体清洁方法：将过滤器从机器中取出，用清水洗净表面灰尘，再用力甩干或烘干；或用吸尘器吸尽灰尘，然后放回原位。一般2~3天清洁一次，无需常规消毒。

在清洁呼吸机时，应注意避免使用乙醇、漂白剂或含氯清洁剂等强腐蚀性化学品，以免损害设备和附件；清洁和干燥过程中，应避免使用高温消毒方式，以防止附件变形或损坏；清洗后的所有部件必须完全干燥后再安装使用，防止湿气残留导致设备故障；同时，应严格遵循厂商说明书中的清洁指导，确保操作正确，避免损坏关键部件，保障设备的安全和使用寿命。

3. 呼吸机的消毒　呼吸机的消毒主要是对呼吸机气道管路系统进行消毒，能使用一次性管道最好。消毒的原则是：同一患者使用每48小时，进行常规消毒；不同患者使用同一台呼吸机，呼吸机内外都应彻底消毒或灭菌；对消毒后备用的呼吸机，如果备用时间超过6天，也应重新对外部和管路进行常规消毒。消毒方法如下。

（1）呼吸回路管道　分解拆卸呼吸回路管道并清洗，用高压蒸汽消毒法、巴氏消毒法或化学法消毒。有的呼吸机使用硅胶呼吸管路，故禁止使用含有甲醛及苯的消毒剂消毒，否则会缩短管路的使用寿命。若浸泡在液体中，使用前检查呼吸管有无裂痕和缺口。

（2）积水器、集液瓶及连接器　积水器、集液瓶及连接器在分解拆卸后，先用温水和中性清洁剂清洗干净，再选择高压蒸汽消毒法、巴氏消毒法或化学消毒法进行彻底杀菌。清洗和消毒后，需用无菌水冲洗干净并充分晾干，确保再次使用时的安全性和洁净性。

（3）呼出和吸入细菌过滤器　重复使用的细菌过滤器采用高压蒸汽消毒（只能重复使用100次或一年），每更换一个患者或同一患者连续使用超过15天时，也需要采用高压蒸汽消毒法进行消毒；一次性的细菌过滤器在丢弃前需杀菌或消毒。勿用化学法、浸泡或环氧乙烷熏蒸。高压蒸汽消毒要求温度为132℃（270℉），消毒20分钟。

（4）呼吸机内部传感器、压缩机、电路板是特殊电子零件，不能用水冲洗也不能用消毒液浸泡，以免损坏其性能，需在厂家售后人员指导下用70%酒精棉球十分小心地轻轻擦拭干净。

（5）患者与呼吸机之间的附件　所有连接于患者与呼吸机之间的附件（如螺纹管、连接管、接头、湿化器、呼气瓣和鼻罩等）必须每天彻底清洗和消毒。清洗时使用温水和中性清洁剂擦洗，消毒时可选择高压蒸汽消毒法、巴氏消毒法或符合附件材质要求的化学消毒法。清洁和消毒后需完全干燥后再使用，确保患者的安全和设备的运行稳定性。

表2-5 消毒情况登记表

消毒部位	消毒方式	备注

4.呼吸机常规检查 呼吸机在使用过程中需进行日常检查和定期检查。

（1）日常检查 一般检查呼吸管路是否紧密连接；检查湿化器的温度和水罐，及时补充蒸馏水；及时清理呼吸管道中积水杯中的积水、空气压缩机进气口的滤水瓶中的积水等。

（2）定期检查 检查氧电池、呼吸活瓣、皮垫、细菌过滤器及过滤网等易耗品是否需更换；定期对仪器内部进行除尘，并检查内部易老化的管道和过滤器；定期通电综合检查呼吸机功能；如果氧气源为高压氧气瓶，则需定期检测氧气瓶及减压阀的安全性，以防意外。

表2-6 检查情况登记表

日常检查	情况登记	备注
定期检查	情况登记	备注

任务2 呼吸机的故障维修

任务描述：针对不同故障报警情况，完成呼吸机常见故障的分析，并将常见报警处理方法填入到表2-7。常见故障处理方法填入表2-8中。

表2-7 常见的报警处理方法

报警项目	原因分析	处理方法

1.常见报警及处理方法　虽然呼吸机类型及操作面板不同，但处理呼吸机报警的一般原则是一致的。最基本的原则是当呼吸机出现报警时首先要排除患者的原因，最重要的原则是如果不能立即明确报警的原因或虽已明确报警的原因却一时难以排除，应立即使患者脱离呼吸机，进行人口捏气囊给予100%纯氧，然后再进行报警原因的检查及进一步处理。

呼吸机报警处理时应考虑的相关因素为：①患者原因：如患者病情变化，自主呼吸功能发生改变、患者分泌物的堵塞、呼吸模式不合适造成的人机对抗，或患者出现一些异常等。②呼吸回路、气道或管路的原因：呼吸回路是气体的流通通道，若出现气管打折、扭曲、堵塞或漏气等现象，会造成气道压力、流量等报警。③操作者原因：不正确的操作方式、报警上下限设置不当、参数设置不当或针对不同患者选用的呼吸模式不合适，都会造成呼吸机报警。④呼吸机自身的机械或电子故障：呼吸机上的各类传感器失灵或定标失败、电路板出现故障也会导致呼吸机不能正常工作从而报警。

📖 知识拓展

常见呼吸机报警原因及处理方法

报警项目	常见原因	处理方法
气道压下限报警	①气源不足；②气道、导管、套囊漏气；③呼吸管路脱落、漏气；④参数设置不当；⑤压力传感器故障	迅速接好脱落的管路；套囊适量充气或更换导管；做漏气检查，检查呼气阀，调整报警下限
气道压上限报警	①呼吸道分泌物增加或气道阻塞；②通气回路、气管导管曲折；③胸肺顺应性降低；④人机对抗；⑤叹息通气时；⑥患者呛咳；⑦参数设置不当；⑧压力传感器故障	检查病情、通气模式、无菌吸痰；检查管路系统；调整报警上限；药物对症处理
气源报警	①高压氧气或空气压缩机供气压力不足；②空氧混合器故障或吸气阀脱开；③空气压缩机电源未接好或开关未开；④空气压缩机进气口过滤海绵被灰尘阻塞等	检查空气压缩机压力和氧气瓶或中心供气压力，保证供气压力在$3.0 \sim 5.5 kg/cm^2$，检查空氧混合器，调整好吸气阀，检查空气压缩机，清洗空气进气口过滤海绵

续表

报警项目	常见原因	处理方法
电源报警	停电或电源插头脱落，电源掉闸	检查供电和电源连接；将呼吸机与患者断开并行人工通气支持，同时修复电源
TV或MV低限报警	①气道漏气；②机械辅助通气不足；③自主呼吸减弱；④流量传感器故障	检查病情；增加机械通气量；调整报警限；检查是否漏气；检查流量传感器是否损坏
TV或MV高限报警	①自主呼吸增强；②报警限调节不适当；③流量传感器故障	检查病情；适当降低机械通气量；调整报警限
气道温度过高报警	①湿化器内液体过少；②因环境温度或体温过高使吸入气体温度超过40℃	适当加蒸馏水；调低湿化器温度
氧浓度过高或过低报警	①气源故障（压缩泵或氧气）；②氧浓度设置不当；③氧电池耗尽，检测不准确；④空氧混合器故障；⑤空气压缩机为打开或出现故障	检查气源；根据病情设置正确的氧浓度参数；更换氧电池，检查空氧混合器和空气压缩机
窒息报警	①自主呼吸变慢或停止，在设置的窒息时间内未检测到自主呼吸信号；②呼吸回路大量漏气；③窒息报警的时间阈设置不正确；④所用氧浓度不够或空氧混合器工作失灵	查看患者情况，调节触发压力或采用控制呼吸模式

2.常见故障排除

（1）呼吸机不能正常启动

故障原因：首先检查是否是电源的问题，检查电源电缆是否连接，电源插头和插座是否接触不良，稳压器和保险丝有无烧坏；其次检查两种气源是否正常供气，气源入口处的压力是否在正常范围之内；最后检查主机电路。

排除方法：连接电源，更换保险丝，确保电源通电；检查氧气和空气气源是否正常供气，若气压不足及时更换氧气瓶；逐级检查电源电路、主机电路，判断电路的故障点。

（2）呼吸机自检失败

故障原因：新型的呼吸机几乎都有强大的自检功能。呼吸机自检一般有三种类型：一是无需操作人员干预的开机自检。开机时自动进行的内部功能检测，如软件、RAM、ROM、报警音和LED等；二是用户的自检。通常自检的内容有报警音、呼出阀、呼出过滤器、管路顺应性、回路压力、安全阀、流量传感器的标定、氧电池等；三是用于故障诊断的工程师自检。大部分机器需要密码或按住特殊的功能键才能进入。该测试的内容较为全面，可对照故障代码手册对机器故障进行维修诊断。

排除方法：呼吸机出现的大部分故障可通过用户自检判断，根据自检失败信息提示来解决。常用的检测项目为内部漏气测试、患者回路泄露及顺应性测试和氧电池校准。有些故障可通过自检解决。

（3）触摸屏按键失灵

故障原因：现代的呼吸机几乎都采用了电子触摸屏和一键功能键，并配有显示屏以利于医护人员实时观察各种曲线、趋势图及24小时的事件和报警存储等信息。显示屏也被厂家称为"用户界面"。用户界面由TFT液晶屏和一些固定功能键组成，一般液晶屏上再覆盖薄膜层而构成触摸液晶屏。固定功能键采用两块薄金属片构成，当按下某一功能键时，两金属片连接导通，选中相应功能。面板按键失灵的故障多出现在功能键上，很多情况是两金属片由于上面那块小金属片失去原有的弹性而与下面的那块一直处于导通状态，造成的故障有多种表现形式，有的为死机，按任何键均没有反应；有的是屏幕处于不稳定状态，从一个界面跳到另一个界面；也有少数故障是触摸屏的非正常导通而致。呼吸机大多采用电阻技术的触摸屏，其采用一块与显示器表面相匹配的多层复合薄膜层，由一层表面涂有透明导电层的玻璃作为基层，上面盖一层塑料层，内表面也涂一层导电层，在两层导电层之间有许多细小的透明隔离点将其绝缘。当手指触摸屏幕时，两层导电层在触摸点的位置就有了接触，从而激活相应的功能。

排除方法：小心地将薄膜揭开，断开（或接通）非正常状态的连接点，处理该失灵按键的金属薄片或与其他不用的功能键薄片替换过来。若问题不容易解决则更换整个显示屏。

（4）气源不足

故障原因：气源不足可能由于氧气瓶耗尽、中央供氧压力不足、空气压缩机故障或涡轮异常导致空气供应中断；空氧混合器堵塞或调节失灵造成气体混合比例异常；管路漏气、湿化器密封不良或参数设置过低也会影响气源供应。

排除方法：检查氧气瓶压力和连接情况，确保中央供氧正常；检测压缩机或涡轮运行状态，清理管路堵塞；清洁空氧混合器并校准混合比例；调整流量和压力参数，检查管路及湿化器密封，逐项排查恢复气源供应。

（5）湿化器故障

故障原因：湿化器故障可能由多种原因引起，包括湿化液量不足或水箱未正确安装，导致湿化功能无法正常运行；湿化器内部堵塞或水垢堆积，影响气体湿化效果；加热元件故障或温控装置异常，导致湿化温度不足；湿化器密封不良或连接不牢，引起气体泄漏，从而降低湿化效率。

排除方法：检查湿化液量是否充足，及时添加蒸馏水或无菌水；清洗湿化器水箱，去除水垢和杂质，确保内部无堵塞；检测加热元件和温控装置是否正常运行，必要时更换故障部件；确保湿化器正确安装并密封良好，检查连接管路是否牢固，逐项排查以恢复湿化效果。

（6）呼气活瓣故障

故障原因：若呼气活瓣出现故障，通常会出现漏气，出现压力下限报警、患者感觉吸不进气或潮气量偏低并伴有漏气声音等现象。

排除方法：检查呼气活瓣内膜片有无破损，更换呼气活瓣。

（7）在机器工作时，调节PEEP阀，但PEEP值达不到要求

故障原因：呼气活瓣内的绿色膜片异常，安装时膜片未安装正确或运输震动导致膜移位，从而影响了PEEP阀的正常运作导致数值达不到要求。也有可能是气路漏气所致，出现这种情况需要检查气路内的减压阀至射流阀的气路与连接手动皮囊的外气路有无漏气的现象。

排除方法：正确安装呼气活瓣，检查气路有无漏气。

（8）空气压缩机故障

故障原因：有些呼吸机由空气压缩机来产生空气，并作为气源动力源，空压机常出现的故障是不能开机工作，这时检查电源是否接通或有无过热保护；若出现压力不够，则可能是空气进入口的过滤器堵塞或内部管道漏气、压力调节过低、泵膜或活塞环损坏；若出现噪音过大，则可能是减震垫损坏或弹簧变形。

排除方法：检查电源，及时清洗或更换过滤器，调节好压力，更换损坏部件。

表2-8　常见的故障排除方法

故障现象	原因分析	排除方法
呼吸机不能正常启动		
呼吸机自检失败		
触摸屏按键失灵		
气源不足		
湿化器故障		
呼气活瓣故障		
在机器工作时，调节PEEP阀，但PEEP值达不到要求		
空气压缩机故障		

📝 课后提升

成人呼吸机质量检测原始记录

检测人：		检测日期：	检测类别：	□新购验收　□周期性检测 □维修后检测			
使用科室：		放置地点：	设备编号：	负责人：		联系电话：	
制造厂家：		型号规格：	环境条件：	温度：　　℃；相对湿度：　　%			
外观检查	□合格　□不合格	呼吸机应标有生产厂家、型号、出厂日期及编号、电源额定电压、频率、气源名称与压力范围					
	□合格　□不合格	呼吸机面板上的控制旋钮档位正确，步跳清晰，旋转平滑					
	□合格　□不合格	呼吸机外置回路标识及标记清楚					
	□合格　□不合格	使用说明书及随机的附件齐全					

续表

通气性能检测								
潮气量 VCV模式：f=20bpm I：E=1：2 PEEP=2cmH₂O FiO₂=40%	设定值（ml）	300	400	500	600	700	最大允差	结果
	输出实测值						±15%	□合格 □不合格
	呼吸机示值							
	相对示值误差							
呼吸频率 VCV模式：Vt=400ml I：E=1：2 PEEP=2cmH₂O FiO₂=40%	设定值（BPM）	10	15	20	30	40	±10%或 ±1次/分	□合格 □不合格
	输出实测值							
	呼吸机示值							
	相对示值误差							
氧浓度 VCV模式：VT=400ml； f=15bpm I：E=1：2 PEEP=2cmH₂O	设定值（%）	21	40	60	80	100	±5%（体积分数）	□合格 □不合格
	输出实测值							
	呼吸机示值							
	相对示值误差							
气道峰压 PCV模式：f=15bpm I：E=1：2 PEEP=0cmH₂O FiO₂=40%	设定值（cmH₂O）	10	15	20	25	30	±（2%FS+4%'实际读数）cmH₂O	□合格 □不合格
	输出实测值							
	呼吸机示值							
	相对示值误差							
呼气末正压 PCV模式：IPL=20cmH₂O f=15bpm I：E=1：2 FiO₂=40%	设定值（cmH₂O）	2	5	10	15	20	±（2%FS+4%'实际读数）cmH₂O	□合格 □不合格
	输出实测值							
	呼吸机示值							
	相对示值误差							

电气安全检测							
接地电阻	测量值	限值 ≤300mΩ	□合格 □不合格	绝缘阻抗（Main-AP）	测量值	限值 ≥300mΩ	□合格 □不合格
对地漏电流	测量值	限值（正常状态，极性正常） ≤5mA	□合格 □不合格	外壳漏电流	测量值	限值（正常状态，极性正常） ≤100μA	□合格 □不合格
	测量值	限值（NFC状态：极性正常，零线断开） ≤10mA	□合格 □不合格		测量值	限值（NFC状态：极性正常，地线断开） ≤500μA	□合格 □不合格

续表

应用部分漏电流	测量值	限值（正常状态，极性正常）	□合格□不合格	应用部分漏电流	测量值	限值（NFC状态：极性正常，地线断开）	□合格□不合格
		$CF \leqslant 10\mu A/$ $BF \leqslant 100\mu A$				$CF \leqslant 50\mu A/$ $BF \leqslant 500\mu A$	
安全报警功能检查							
防误操作电源开关	□合格 □不合格 □不适用			静音功能	□合格 □不合格 □不适用		
静音时限	□合格 □不合格 □不适用			报警设置	□合格 □不合格 □不适用		
断电报警	□合格 □不合格 □不适用			内部电源	□合格 □不合格 □不适用		
气源报警	□合格 □不合格 □不适用			误调节预防措施	□合格 □不合格 □不适用		
患者回路过压保护功能	□合格 □不合格 □不适用			分钟通气量上/下限报警	□合格 □不合格 □不适用		
气道压力上/下限报警	□合格 □不合格 □不适用			通气窒息报警	□合格 □不合格 □不适用		
呼吸频率上/下限报警	□合格 □不合格 □不适用			呼气末正压上/下限报警	□合格 □不合格 □不适用		
氧浓度上/下限报警	□合格 □不合格 □不适用			其他情况说明：	□合格 □不合格 □不适用		
测试结果	□合格 □不合格			备注			

儿童呼吸机质量检测原始记录

检测人：		检测日期：		检测类别：	□新购验收 □周期性检测 □维修后检测		
使用科室：		放置地点：		设备编号：		负责人：	联系电话：
制造厂家：		型号规格：		环境条件：	温度：　℃；相对湿度：　%		
外观检查	□合格 □不合格	呼吸机应标有生产厂家、型号、出厂日期及编号、电源额定电压、频率、气源名称与压力范围					
	□合格 □不合格	呼吸机面板上的控制旋钮档位正确，步跳清晰，旋转平滑					
	□合格 □不合格	呼吸机外置回路标识及标记清楚					
	□合格 □不合格	使用说明书及随机的附件齐全					

通气性能检测

潮气量 VCV模式：f=30bpm I∶E=1∶1.5 PEEP=2cmH₂O FiO₂=40%	设定值（ml）	50	100	150	200	300	最大允差	结果
	输出实测值						±15%	□合格 □不合格
	呼吸机示值							
	相对示值误差							

呼吸频率 VCV模式：Vt=150ml I∶E=1∶1.5 PEEP=2cmH$_2$O FiO$_2$=40%	设定值（BPM）	15	25	30	35	45	±10%或 ±1次/分	□合格 □不合格
	输出实测值							
	呼吸机示值							
	相对示值误差							
吸气氧浓度 VCV模式：VT=150ml f=25bpm I∶E=1∶1.5 PEEP=2cmH$_2$O	设定值（%）	21	40	60	80	100	±5% （体积 分数）	□合格 □不合格
	输出实测值							
	呼吸机示值							
	相对示值 误差							
气道峰压 PCV模式：f=25bpm I∶E=1∶1.5 PEEP=0cmH$_2$O FiO$_2$=40%	设定值 （cmH$_2$O）	10	15	20	25	30	±（2%FS+ 4%′实际读 数）cmH$_2$O	□合格 □不合格
	输出实测值							
	呼吸机示值							
	相对示值 误差							
呼气末正压 PCV模式：IPL=20cmH$_2$O f=25bpm I∶E=1∶1.5 FiO$_2$=40%	设定值 （cmH$_2$O）	2	5	10	15	20	±（2%FS+ 4%′实际读 数）cmH$_2$O	□合格 □不合格
	输出实测值							
	呼吸机示值							
	相对示值误差							

电气安全检测								

接地电阻	测量值	限值	□合格 □不合格	绝缘阻抗 （Main-AP）	测量值	限值		□合格 □不合格
		≤300mΩ				≥10mΩ		
对地漏电流	测量值	限值 （正常状态，极性 正常）	□合格 □不合格	外壳漏 电流	测量值	限值 （正常状态，极性 正常）		□合格 □不合格
		≤5mA				≤100μA		
	测量值	限值 （NFC状态：极性 正常，零线断开）	□合格 □不合格		测量值	限值 （NFC状态：极性 正常，地线断开）		□合格 □不合格
		≤10mA				≤500μA		
应用部分漏 电流	测量值	限值 （正常状态，极性 正常）	□合格 □不合格	应用部分 漏电流	测量值	限值 （NFC状态：极性 正常，地线断开）		□合格 □不合格
		CF≤10μA/ BF≤100μA				CF≤50μA/ BF≤500μA		

续表

安全报警功能检查							
防误操作电源开关	☐合格	☐不合格	☐不适用	静音功能	☐合格	☐不合格	☐不适用
静音时限	☐合格	☐不合格	☐不适用	报警设置	☐合格	☐不合格	☐不适用
断电报警	☐合格	☐不合格	☐不适用	内部电源	☐合格	☐不合格	☐不适用
气源报警	☐合格	☐不合格	☐不适用	误调节预防措施	☐合格	☐不合格	☐不适用
患者回路过压保护功能	☐合格	☐不合格	☐不适用	分钟通气量上/下限报警	☐合格	☐不合格	☐不适用
气道压力上/下限报警	☐合格	☐不合格	☐不适用	通气窒息报警	☐合格	☐不合格	☐不适用
呼吸频率上/下限报警	☐合格	☐不合格	☐不适用	呼气末正压上/下限报警	☐合格	☐不合格	☐不适用
氧浓度上/下限报警	☐合格	☐不合格	☐不适用	其他情况说明：	☐合格	☐不合格	☐不适用
测试结果	☐合格	☐不合格		备注			

课后思考题

1. 请详细描述呼吸机的结构组成，并说明各部分的作用和功能。

2. 请解释呼吸机的工作原理，并说明不同类型呼吸机的工作原理有何不同。

3. 请探讨呼吸机在医疗领域的重要性，以及未来可能的发展趋势。

目 标 检 测

参考答案

一、选择题

1. 呼吸机按照使用环境分类，以下哪项不属于分类之一（　　）

　　A. 医院用呼吸机 　　　　　　　　B. 家庭用呼吸机

　　C. 转运用呼吸机 　　　　　　　　D. 工业用呼吸机

2. 呼吸机的基本结构中，哪项不是其组成部分（　　）

　　A. 气路系统 　　　　　　　　　　B. 电子控制系统

　　C. 氧气瓶 　　　　　　　　　　　D. 湿化器

3. 以下哪个不是呼吸机的气源供应方式（　　）

　　A. 高压氧气瓶 　　　　　　　　　B. 中心供气系统

　　C. 医用空气压缩机 　　　　　　　D. 真空泵

4. 呼吸机的供气驱动装置中，不包括以下哪种类型（　　）

　　A. 电动型 　　　　　　　　　　　B. 气动型

　　C. 电动气动混合型 　　　　　　　D. 液压型

5. 湿化器的主要功能不包括以下哪项（　　）

    A. 对吸入气体进行湿化处理　　　　　B. 对吸入气体进行加温处理

    C. 监测患者的呼吸频率　　　　　　　D. 保护患者的气管、支气管黏膜

6. 空氧混合器的作用是什么（　　）

    A. 过滤氧气　　　　　　　　　　　　B. 混合氧气和空气以输出所需的氧浓度

    C. 储存压缩空气　　　　　　　　　　D. 监测气道压力

7. 呼吸机的电子控制系统主要负责什么（　　）

    A. 气体的输送　　　　　　　　　　　B. 整机工作的定时控制

    C. 湿化气体　　　　　　　　　　　　D. 监测气道压力

8. 呼吸机的临床应用中，以下哪项不是其适应证（　　）

    A. 急性呼吸衰竭　　　　　　　　　　B. 慢性呼吸衰竭急性加重

    C. 睡眠呼吸暂停综合征　　　　　　　D. 糖尿病酮症酸中毒

9. 呼吸机的报警系统中，以下哪项不是常见的报警类型（　　）

    A. 高压报警　　　　　　　　　　　　B. 低压报警

    C. 低氧报警　　　　　　　　　　　　D. 高温报警

10. 呼吸机的湿化器中，以下哪项不是湿化器的类型（　　）

    A. 加热湿化器　　　　　　　　　　　B. 雾化湿化器

    C. 热湿交换器　　　　　　　　　　　D. 电磁湿化器

二、简答题

1. 简述呼吸机按通气方式分类的三种类型及其特点。

2. 描述呼吸机的基本工作原理，并解释其在临床治疗中的重要性。

3. 呼吸机的临床应用中，无创和有创呼吸机各自的适应证是什么？

4. 在治疗急性呼吸窘迫综合征（ARDS）时，呼吸机的设置策略是什么？

5. 呼吸机使用过程中应注意哪些常见并发症，如何预防？

三、案例分析

1. 一名75岁男性患者，因慢性阻塞性肺疾病（COPD）急性加重导致呼吸衰竭，需要使用呼吸机。请问在这种情况下，医生可能会选择哪种类型的呼吸机，并解释其理由。

2. 一名40岁女性患者因车祸导致胸部外伤，出现呼吸衰竭，需要紧急使用呼吸机。请讨论在这种情况下，呼吸机的应用，并提出可能的治疗方案。

书网融合……

本章小结

题库

项目三　麻醉机

📖 学习目标

知识目标

1. **掌握**　麻醉机的分类、结构及各部件的作用。

2. **熟悉**　麻醉机的操作流程及工作原理。

3. **了解**　麻醉机的日常维护与故障原因及处理方法。

能力目标

1. **操作技能**　掌握麻醉设备的操作原理和基本功能，熟练地安装测试麻醉机。

2. **临床应用**　能够快速准确地发现麻醉机的故障现象，如异常噪音、显示错误、气体流量异常等，并能通过分析确定故障的大致范围。

素质目标

1. 秉持诚实守信的职业道德，如实记录维修过程和结果，不隐瞒故障情况和维修失误，确保设备的维修质量和可靠性。

2. 具有高度的责任心，对维修工作认真负责，严格按照质量标准进行维修操作，确保每一台维修后的麻醉机都能正常运行，为患者的麻醉和手术提供可靠保障。

3. 不断追求自我提升，关注麻醉机维修领域的新技术、新方法，积极参加培训和学习活动，提高自身的维修技术水平和综合素质。

👉 案例故事

麻醉机——麻醉医生的好帮手

在一个风和日丽的春日早晨，阳光透过医院的窗户，洒在繁忙的手术室内。这里即将进行一场复杂而精细的心脏手术，而在这场生命与技术的较量中，麻醉机成为不可或缺的关键角色。

李明是一位资深麻醉师，他有着多年丰富的临床经验，对麻醉机了如指掌。今天，他面对的是一位年仅十岁的患者小明。小明因为先天性心脏病需要接受手术治疗。手术前的准备工作紧张而有序地进行着。李明仔细检查着麻醉机的各项参数，从氧气流量、麻醉气体浓度到呼吸频率，每一个细节都不容忽视。他深知，麻醉不仅仅是让患者入睡那么简单，更是要在手术全程中维持患者生命体征的稳定，确保手术顺利进行。随着手术时间的临近，小明被推进了手术室。

手术开始了，麻醉机缓缓启动，发出轻微的嗡嗡声。李明紧盯着屏幕上的数据变化，根据小明的反应和手术进程不断调整麻醉深度。他就像一位精准的导航员，引领着小明穿越手术的风暴，确保他能够安全抵达彼岸。然而，手术过程中并非一帆风顺。当主刀医生进行到最关键的步骤时，小明突然出现了心率加快和血压升高的迹象。这是麻醉过浅或手术刺激引起的应激反应，如果不及时处理，可能会危及小明的生命。面对这突如其来的挑战，李明迅速而冷静地分析了情况。他首先检查了麻醉机的各项参数设置，确认无误后，决定增加麻醉药物的剂量以加深麻醉深度。同时，他密切监测着小明的生命体征变化，随时准备应对可能出现的任何情况。

在李明和手术团队的共同努力下，小明的生命体征逐渐稳定下来。手术继续进行，最终取得了圆满成功。当小明被推出手术室时，他的家人激动地流下了眼泪，感谢医生们挽救了孩子的生命。而李明则默默地站在一旁，看着小明安然无恙的样子，心中充满了欣慰和成就感。他知道，在这场与死神的较量中，麻醉机不仅是一台冰冷的机器，更是他们最可靠的伙伴和守护者。在未来的日子里，他还将继续与麻醉机并肩作战，为更多的患者带去生命的希望和光明。

知识点 1　麻醉机的分类与结构

一、麻醉机的分类

1. 按功能、结构分类

（1）全能型麻醉机　多功能麻醉机，结构复杂，功能齐全。具有电子或电脑控制的呼吸管理系统、监测仪器、报警系统，有的还有自动记录系统（图3-1）。

（2）普及型麻醉机　结构及功能相对简单，但仍具备基本和重要的结构和部件，如氧化亚氮自动截断装置等安全系统。使用也相对简单，装配或未装配结构和功能简单的通气机。

（3）轻便型麻醉机　具备麻醉机的基本功能，但结构简单、轻便，搬动灵活方便携带。

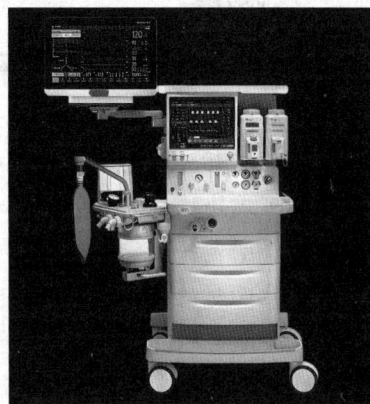

图 3-1　全能型麻醉机

2. 按流量高低分类

（1）高流量麻醉机　氧气及氧化亚氮的最低流量大多在0.5L/min以上，适合进行较高流量麻醉。

（2）低流量麻醉机　氧及氧化亚氮的最低流量可达0.02～0.03L/min，既可用于低流量麻醉，也可施行高流量麻醉。

3. 按使用对象年龄分类

（1）成人用麻醉机　专为成人设计的麻醉机，具有适合成人使用的呼吸回路和通气机。

（2）小儿用麻醉机　专为小儿设计的麻醉机，具有适合小儿使用的呼吸回路和通气机，通常体积更小、重量更轻。

（3）兼用型麻醉机　成人麻醉机附有小儿回路及小儿呼吸机风箱，因此既可以用于成人，也可以用于小儿。

4. 按呼吸机驱动方式分类

（1）气动气控型麻醉机　使用压缩空气或氧气作为动力源，并通过气压控制呼吸机的运行。

（2）气动电控型麻醉机　同样使用压缩空气或氧气作为动力源，但呼吸机的运行由电子控制系统进行调控。

（3）电动电控型麻醉机　使用电能作为动力源，呼吸机的运行完全由电子控制系统进行调控。

麻醉机的分类方式多种多样，每种分类方式都有其特定的应用场景和优势。在选择麻醉机时，需要根据患者的具体情况、手术类型以及医院的设备条件等因素进行综合考虑。

麻醉机是全身麻醉中的重要器械，主要功能是在全身麻醉期间向患者提供氧气、吸入麻醉药，并进行呼吸管理。吸入麻醉药经患者呼吸道进入肺内，经肺泡进入体内循环，即产生抑制中枢神经系统的麻醉作用。随着医学工程技术的发展，人们对麻醉机的不断研究和改进，现代麻醉机除了具有气路部分的基础构件外，还配备了电子、电脑控制和监测等仪器，已发展成为一种高度集成化、高度智能型的麻醉装置——麻醉工作站。性能优良的麻醉机应具备以下特点：①供氧充足，排出二氧化碳完全；②能提供浓度精确、稳定、容易控制的吸入麻醉药；③配有适合麻醉中进行呼吸管理的呼吸机；④有可靠的安全装置及报警系统；⑤麻醉废气（残余气）清除装置。

二、麻醉机的基本结构

（一）基本结构

麻醉机一般是由基本装置和安全装置两个部分构成，近年推出的高端麻醉机有电脑控制、监护功能和自动记录系统（图3-2）。

麻醉机的基本装置包括：麻醉机主架、供气装置、流量计、麻醉蒸发罐、麻醉呼吸机、呼吸回路、残余气清除装置等。

安全装置包括：压缩气筒颜色标志、口径安全系统、逸气阀、低氧压安全装置等。

报警检测装置主要参数包括吸入氧浓度、潮气量/分钟通气量、气道压力、呼气末CO_2分压以及吸入麻醉药浓度等，经数据处理后显示动态的数值或波形，并通过附设的报警装置及时反映异常情况。

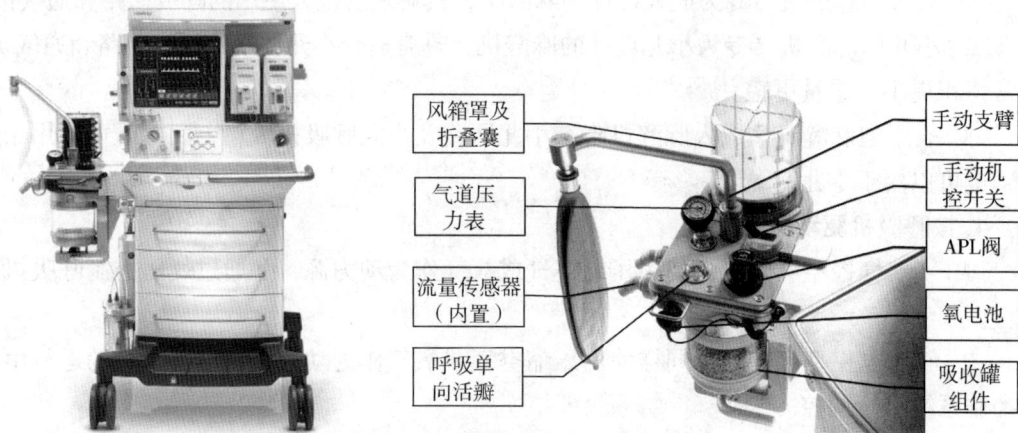

图 3-2　麻醉机的外观和主要组成部件

（二）各部件作用

1. 供气系统　麻醉机的供气系统是麻醉机中至关重要的一个部分，它负责提供手术过程中所需的麻醉气体，确保麻醉过程的顺利进行和患者的安全供气装置。它由中心气源、气瓶、双表减压器、气源输气管路、气源接头、气源压力开关、减压阀、气源压力表等组成。

（1）中心气源　医院内部建立的集中供气系统，该系统通过管道将氧气、空气、氧化亚氮（笑气）等气体输送到各个手术室或需要麻醉服务的区域。如图 3-3 所示，中心气源由氧源、输送管道及墙式压力表和流量计等部分组成，能够确保麻醉机在手术过程中获得充足且质量稳定的气体供应。中心供气系统有的只供氧气，也有的供给多种气体（如O_2、N_2O、空气）。麻醉机通过特定的接口与中心气源连接，确保气体能够顺畅地进入麻醉机内部。在连接过程中，需要注意接口的密封性和兼容性，以避免气体泄漏或影响麻醉机的正常工作。

（2）气瓶　气瓶是贮存压缩氧气、二氧化碳、压缩空气或麻醉气体的密闭容器。由能抗物理因素和化学因素影响，且耐高温的全钢制成。筒壁应有一定的膨胀性，但不应超过20%。具有便携性，能够在需要时迅速投入使用。气瓶的容积有多种，为便于识别各种气体种类，避免错用，一般不同的气体钢瓶会漆成不同的颜色，如图 3-4 所示。在国内，高压氧气瓶一般涂成浅蓝色，氧化亚氮为银灰色，空气为黑色等。在麻醉过程中，气瓶为麻醉机提供所需的气体，如氧气、笑气等。这些气体通过麻醉机的流量计和蒸发器等装置进行精确控制和混合，形成适合患者呼吸的麻醉混合气体。气瓶的稳定供气对于保证麻醉过程的顺利进行和患者的安全至关重要。

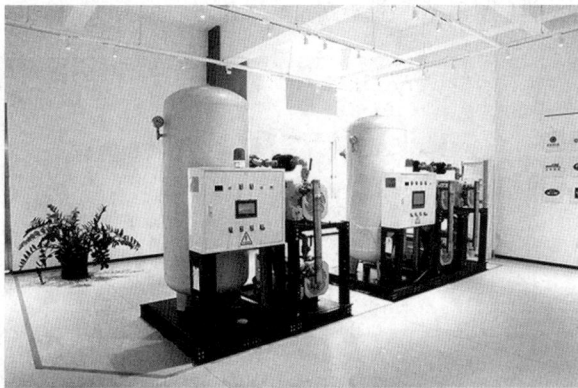

图 3-3　中心气源

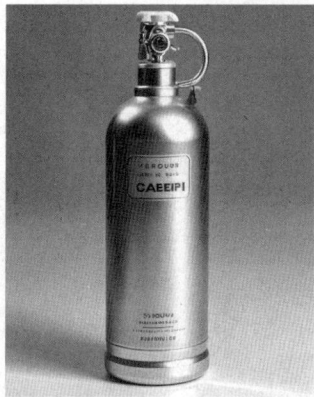

图 3-4　气瓶

📖 **知识拓展**

"轴孔"与"轴针"

在临床应用过程中，将一种麻醉气体的气筒，错误地连接到麻醉机上另一种气体的进气口，由此引发人为严重事故的现象时有发生。为杜绝此种情况发生，近年来国际上采用"轴针安全指示系统"的安全设施。其基本结构为每种贮气筒与麻醉机连接处的阀门接口上有两个大小不同和距离不等的"轴孔"，而在麻醉机进气口即轭头上有两个大小不同和距离不等的"轴针"，只有在完全吻合，才能精确互补地相互连接。按国际统一规定，每一种气体有固定的轴针和轴孔，只有轴孔和轴针完全吻合的情况下，储气筒和麻醉机才能相互连接，以免连接错误，这种系统叫轴针安全系统。

（3）双表减压器　顾名思义，是具有两个压力表的减压器（图 3-5）。这两个压力表分别用于显示气瓶内的高压（一般为量程 25MPa 的表头）和减压后供给麻醉机的低压（一般为量程 1MPa 的表头，实际工作压力范围约为 0.35～0.4MPa，即 4kg/cm^2）。减压器通过调节旋钮，将高压气体减压至麻醉机可安全使用的低压范围。

（4）气源输气管路和气源接头　气源输气管路是指从气源到麻醉机之间的一系列管路和连接件，负责将气体输送到麻醉机以供使用。这些管路需要能够承受高压气体的压力，并具有优异的密封性能，以防止气体泄漏。气源接头是连接气

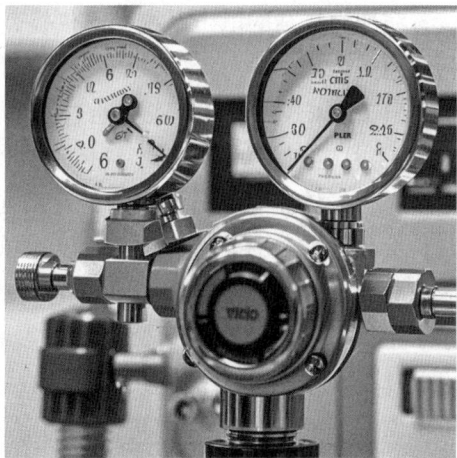

图 3-5　双表减压器

源输气管路和麻醉机的接头，用于将气体引入麻醉机内部供应给患者。为防止错误连接，与使用贮气筒气源相类似，用口径安全系统加以保证，即不同气源的接口有明显的差别，

采用不同的接口口径及内芯长度加以区别（图3-6、图3-7）。

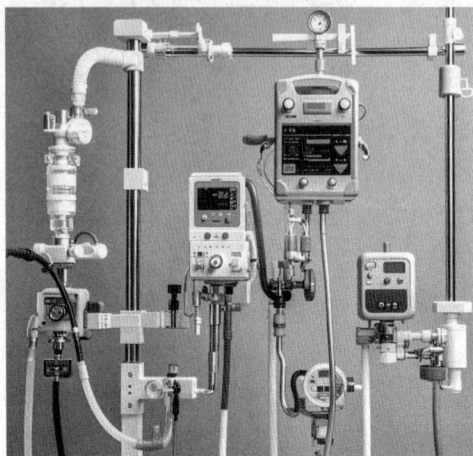

图3-6 气源输气管路

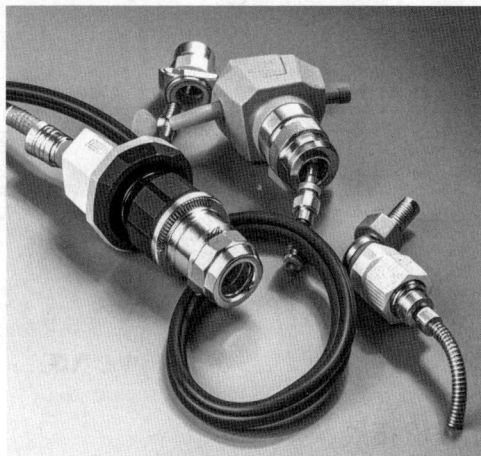

图3-7 气源接头

（5）气源压力开关和减压阀 气源压力开关用于监测和控制输入气体的压力，确保麻醉机在工作时能够获得稳定且安全的气源。当气源压力低于设定值时，压力开关会自动触发报警或采取其他安全措施，以防止因气压不足导致的麻醉事故。减压阀则起到将高压气体减压至适合麻醉机使用的低压水平的作用。它利用机械装置精确调节气体的输入输出压力，确保麻醉机在工作过程中能够获得稳定的气体供应。减压阀还具备过压保护功能，当检测到异常高压时，会自动关闭或释放压力，从而保障患者的安全。

2. 流量计 流量计是测定流动气体流量的工具，可精确控制气源减压后的气体流量，也是麻醉机的重要部件之一。每分钟输出的气流量以ml/min或L/min来计量。目前麻醉机上常用的有机械式流量计、电子流量计和全电子流量计。麻醉机上的流量计从简单的机械装置演变为复杂的电子系统，不仅提高了测量精度和可靠性，还大大改善了临床操作的便利性和安全性。

（1）机械式流量计 主要通过测量气体的流速来显示气体的流量。其原理通常基于气体通过特定通道时产生的压力差。当气体流经流量计内的特定结构（如转子、浮子等）时，会使这些部件产生运动，而部件的运动位置与气体的流速相关。例如，常见的浮子流量计中，气体的流速会使浮子上升到一定高度，通过流量计上的刻度就可以直接读出气体的流量大小。机械式流量计在一些传统型号的麻醉机上常见，它们通常结构简单、稳定可靠，但精度可能相对较低（图3-8）。

（2）电子流量计 电子流量计通常采用传感器技术来测量气体流量。常见的传感器类型有热式传感器和差压式传感器等。热式传感器是通过测量气体流过时带走的热量来

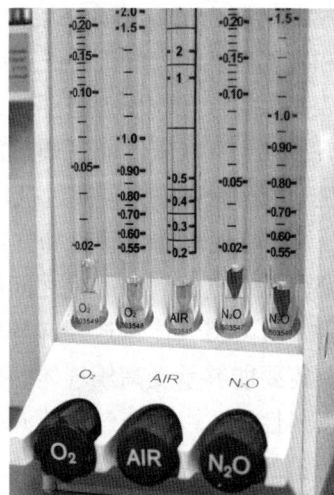

图3-8 机械式流量计

确定流量大小。当气体流经传感器时，会使传感器的温度发生变化，通过检测这种温度变化并根据一定的算法就可以计算出气体的流量。差压式传感器则是根据气体流过不同截面时产生的压力差来测量流量。当气体通过节流装置等部件时，会在其两端形成压力差，传感器测量这个压力差并转化为流量值。电子流量计通常具有较高的精度和灵活性，可以提供数字化的流量信息，适用于对流量精度要求较高的麻醉机（图3-9）。

（3）全电子流量计　全电子流量计是在电子流量计的基础上进一步发展而来的。它通常采用更先进的电子技术和传感器组合，实现对气体流量的全面、精确测量。它可能会集成多种类型的传感器，通过对不同传感器数据的融合和处理，提高测量的准确性和可靠性。例如，同时采用热式传感器和差压式传感器，并利用算法对两者的数据进行综合分析，以获得更精确的流量值。全电子流量计具有更高的精度、更广泛的工作范围和更强的数字化能力。在一些高端的麻醉机中，全电子流量计可能被用于实现更精确的气体控制和监测（图3-10）。

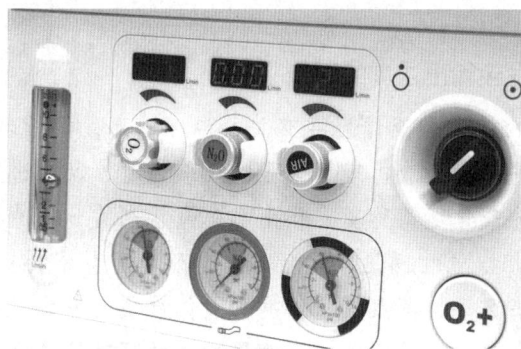

图 3-9　电子流量计

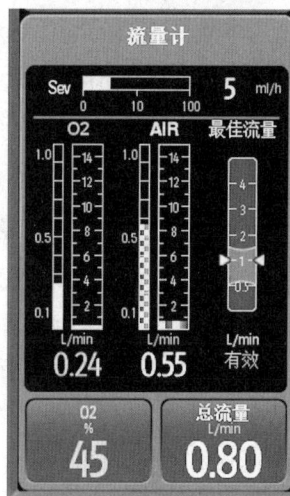

图 3-10　全电子流量计

3. **蒸发罐**　蒸发罐又叫挥发罐，利用周围环境的温度和热源的变化，将麻醉药物转化为蒸发气体。通过一定量的载气（如氧气），其中一部分气体携走饱和的麻醉气体，形成有一定浓度的麻醉蒸气流，该气流直接进入麻醉回路，供患者吸入以达到麻醉效果。其功能是：①有效地蒸发挥发性吸入麻醉药；②精确地控制挥发性吸入麻醉药的输出浓度。随着多种强效挥发性吸入麻醉药应用于临床，蒸发罐与麻醉安全的关系更为密切。在盛有挥发性吸入麻醉药容器内的上方空间通过一定量的气体，一般是氧气、空气或是空氧混合气体。这些气体称为稀释气。这小部分气体经过调节阀流入蒸发室，携走饱和的麻醉蒸汽，称为载气。稀释气流与载气流在输出口汇合，成为含有一定浓度麻醉蒸汽的气流，直接进入麻醉回路。理想的麻醉蒸发罐应当是操作简单、精确耐用、不受外界因素（如温度、流量、压力等）的影响、重量轻、耐腐蚀，并能保证安全（图3-11）。

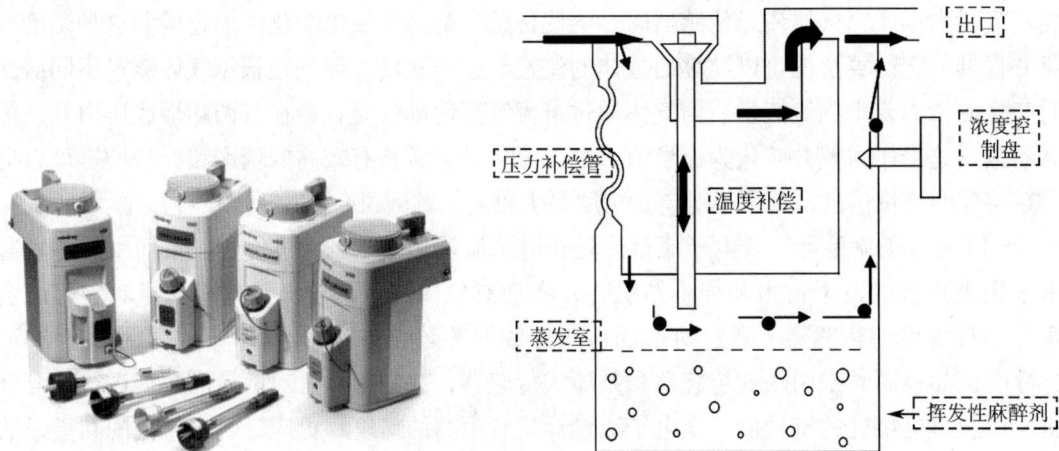

图 3-11　蒸发器外观与结构

　　一台输出浓度可调的、恒定的理想蒸发罐，必须是：①蒸发室内的饱和蒸汽压是恒定的；②载气与稀释气流的配比是精确的。也就是说，为了保证输出浓度的准确，必须维持恒定的蒸汽压和准确的稀释气流与载气的配比。实际上，克服前者误差要比后者的困难大得多，因为蒸汽压会受到许多因素的影响。

📖 知识拓展

影响蒸发罐输出浓度的因素

　　自然界中液体状态的分子运动的能量与液体温度有关，温度越高，能量越大，当液体表面分子所具有的能量大到足以克服液体表面分子的吸引力时，就会进入大气成为蒸汽。这种在液体表面进行的气化现象称蒸发作用。蒸汽状态的分子冲撞容器壁产生的压力称蒸汽压，如果液相与气相间呈平衡状态，蒸汽分子数保持一定，此时的气压称为饱和蒸汽压。一般情况下，蒸汽压随温度和液体性质而变化。挥发性吸入麻醉药在密闭的蒸发室内蒸发时，要受很多因素的影响，并可直接涉及蒸发罐的性能。

　　1. 温度的影响　在挥发性麻醉药连续蒸发过程中，温度的影响来自两方面。一是蒸发罐所在外界环境的温度。另一方面，由于挥发性吸入麻醉药在不断蒸发过程中消耗热能，自身液温下降，这是影响蒸发罐输出浓度的主要原因。所以，没有温度补偿的蒸发罐，药液温度会逐渐下降，直接导致蒸发量减小，输出浓度必然逐渐降低。现在常用的蒸发罐均设有精确的温度补偿装置，主要结构包括：蒸发腔内的温度敏感阀，黏附在蒸发腔内的棉线纱芯以及高比热、高热传导性能的金属外壳三部分，可以做到实际输出的麻醉蒸汽浓度不受一定范围（20～35℃）温度变化的影响。

　　2. 稀释气流与载气流配比的影响　作为载气的氧或混合气体，由阀门控制以一定流量进入蒸发室，在药液表面越过或穿过药液，将麻醉药蒸汽携出蒸发室，在出口处与由旁路提供的稀释气流汇合进入麻醉回路，在其他条件不变的情况下，载气流量的多少，将直接影响麻醉蒸汽的输出浓度。

3.后压力泵吸作用　呼吸器予吸气相正压通气时，或手法正压通气时，在促使肺脏膨胀的同时，有小股气流通过蒸发罐输出口而倒流入蒸发腔，产生继续蒸发麻醉药的作用，此即为间歇性的后压力，这样会导致实际输出的蒸汽压浓度高于控制钮设定数，这种现象称泵吸作用，具有潜在危险。现在常用的蒸发罐在结构设计时，通过减小蒸发腔容积、设置缓冲装置或单向阻拦阀等方法来避免泵吸作用。

4.蒸发罐在麻醉环路中安放位置的影响　根据蒸发罐在麻醉环路中安放位置的不同，可分为环路内和环路外两类。因受间歇性后压力和稀释气流影响不同，两种安放位置对蒸发罐的影响亦有区别。①环路内蒸发罐：蒸发罐安置在麻醉呼吸环路系统之内，其挥发效能容易受通气量、蒸发罐开放时间以及泵吸作用的影响，浓度不易控制。现今已很少采用。②环路外蒸发罐：蒸发罐安置在麻醉呼吸环路系统之外，由单独的氧气流与之连接而产生蒸发，蒸发出的麻醉药蒸汽再与主气流混合供患者吸入。这类蒸发罐输出的麻醉药浓度较为恒定，浓度容易控制调节。现代麻醉机上大都采用这种形式。

4.麻醉呼吸机　麻醉呼吸机的主要作用是替代麻醉通气系统中的贮气囊，变手控人工呼吸为机械控制呼吸。在麻醉过程中保证患者的氧供，维持全身脏器的正常生理功能。

麻醉呼吸机在医疗领域具有广泛的应用场景，包括手术室、重症监护室、急救室等。在手术过程中，麻醉呼吸机可以帮助患者维持呼吸功能，降低手术风险；在重症监护室中，它可以为患者提供持续的呼吸支持；在急救场景中，紧急型麻醉呼吸机可以快速响应并提供必要的呼吸支持。

5.呼吸回路系统　负责在患者与麻醉机之间建立一个封闭的、可调节的气体交换通道（图3-12）。这个系统的主要功能是在手术过程中为患者提供精确控制的气体混合物（如氧气、空气和笑气或七氟醚等挥发性麻醉药），并有效地排出患者呼出的废气，同时监测和调节患者的呼吸参数，确保患者的呼吸功能得到维持和优化。根据呼吸气体与大气相同程度、呼出气再吸入量、有无贮气囊和 CO_2 吸收罐以及导向活瓣等构成情况进行分类。

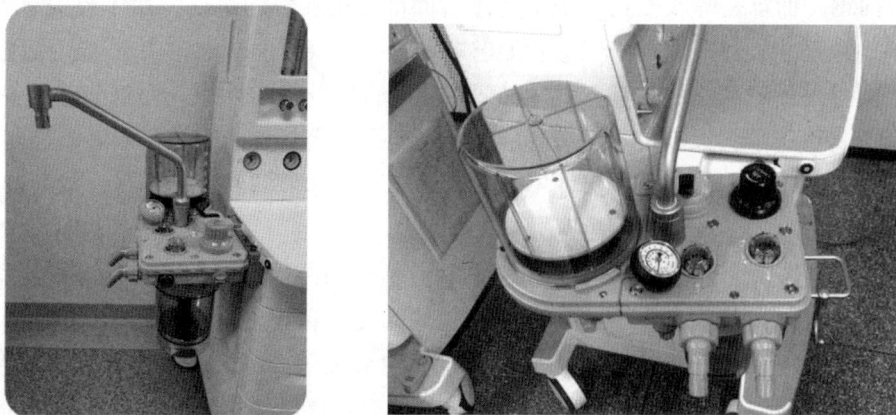

图3-12　呼吸回路系统

（1）开放式回路　患者的呼吸气体完全与外界大气相通。没有再呼吸气体，呼出气直接排到大气中。新鲜气体持续大量流入呼吸回路，以满足患者的通气需求。

（2）半开放式回路　患者呼出的气体部分排出到外界，无二氧化碳吸收装置，部分与新鲜气体混合后再被患者吸入。它有一个呼气活瓣，控制呼出气体的排出路径，同时允许一定量的新鲜气体补充进入呼吸回路。

（3）半紧闭式回路　大部分呼出气体通过二氧化碳吸收装置后，与新鲜气体混合再次被患者吸入，只有小部分呼出气体排出到外界。在呼吸回路中有一个流量调节装置，用于控制新鲜气体的流入量和呼出气体的排出量。

（4）全紧闭式回路　患者呼出的气体全部通过二氧化碳吸收装置处理后，与补充的新鲜气体混合，再被患者吸入，没有气体排到外界。新鲜气体的补充量是根据患者的代谢需求精确计算和控制的。

呼吸回路系统由螺纹管、储气囊和面罩、呼吸活瓣、单向阀、CO_2吸收装置、风箱、压力限制阀等部件组成。

（1）螺纹管　是麻醉机与患者呼吸道之间的连接管。一端连接呼吸机，另一端通过弯头连接气管导管或面罩，用于在机械通气时承接气体的吸入与呼出。螺纹管通常由柔软且耐用的材料制成，具有一定的弹性和韧性。常见的螺纹管为双管式，由吸气螺纹管、呼气螺纹管和Y型三通接头组成。螺纹管的型号有粗细长短之别，通常根据患者的年龄、体重和通气需求来选择。合适的螺纹管能够减小无效腔的影响，提高通气效率。而不合适的螺纹管则可能导致无效腔增加，影响患者的肺换气功能。

（2）储气囊　储气囊通常与呼吸机相连，用于在呼吸机停止工作时暂时储存气体，成人为5L（等于肺活量），并在需要时向患者提供氧气。它也可以作为人工通气的辅助工具，在紧急情况下为患者提供呼吸支持。储气囊通常由柔软且耐压的材料制成，具有一定的容量和弹性。它能够根据患者的呼吸需求自动调节气体的进出量，确保患者得到足够的氧气供应。储气囊是呼吸回路系统中的安全备份部件，能够在呼吸机故障或停电等紧急情况下为患者提供生命支持。

（3）面罩　面罩是呼吸回路系统中与患者面部直接接触的部件，用于覆盖患者的口、鼻等部位，以防止气体泄漏并确保患者能够顺利吸入氧气。面罩通常由硅胶、聚碳酸酯等柔软且密封性好的材料制成，具有舒适的佩戴感和良好的密封性能。面罩上还配备有呼气阀、眼镜片等可选项，以满足不同患者的需求。面罩的密封性能直接影响呼吸回路系统的通气效果。如果面罩密封不严或尺寸不合适，将导致气体泄漏和通气不足，从而影响患者的呼吸功能。

（4）呼吸活瓣　允许气体在患者吸气时进入肺部，在呼气时排出体外。呼吸活瓣通常分为吸气活瓣和呼气活瓣两部分，分别控制气体的吸入和呼出（图3-13）。呼吸活瓣的设计基于流体力学原理，能够在患者呼吸时自动开启和关闭。吸气活瓣在患者吸气时打开，允许气体进入肺部；呼气活瓣在患者呼气时打开，允许气体排出体外。呼吸活瓣的开启和关闭速度通常与患者的呼吸频率相匹配。呼吸活瓣的存在确保了呼吸回路系统中气体的单向流动，避免了气体逆流和交叉感染的风险。同时，呼吸活瓣的灵敏度和可靠性也直接影响患者的通气效果和舒适度。

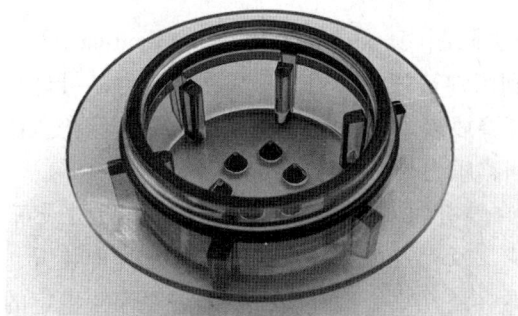

图 3-13　呼吸活瓣

（5）单向阀　通常由阀体和可动阀片组成，安装在患者吸入和呼出管路上。在吸入气体流动时，阀片打开；在气体试图倒流时，阀片关闭。通过这些作用，单向阀确保了麻醉气体的准确供应和患者呼吸的安全性（图 3-14）。

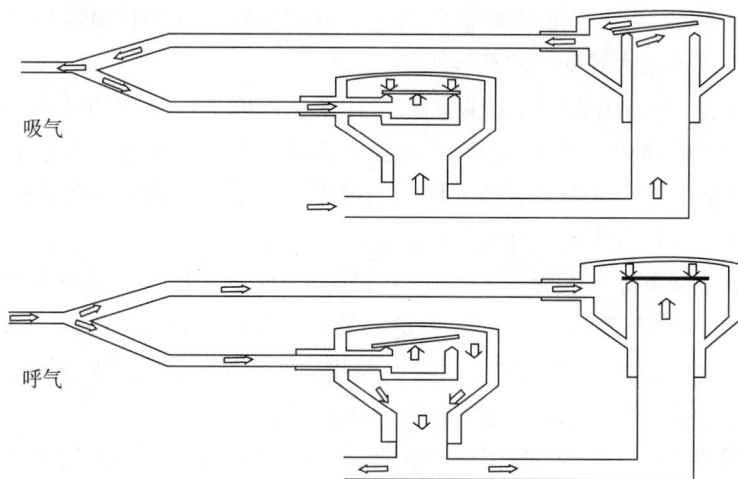

图 3-14　单向阀工作原理

（6）CO_2 吸收装置　主要用于吸收患者呼出的 CO_2 废气，以确保呼吸回路系统中的气体清洁和新鲜。CO_2 吸收器内装有医用石灰（如钠石灰、钙石灰等）等吸收剂，这些吸收剂能够与 CO_2 发生化学反应并生成稳定的化合物。随着反应的进行，吸收剂的颜色会逐渐发生变化（如从白色变为紫罗兰色或从粉色变为白色），从而提示吸收剂的更换时机。CO_2 吸收器的存在能够有效地减少呼吸回路系统中的 CO_2 浓度，避免 CO_2 蓄积对患者造成的不良影响。同时，定期更换吸收剂也是保证呼吸回路系统正常运行的重要措施之一。

（7）风箱　风箱在呼吸回路系统中通常与呼吸机相连，用于模拟患者的呼吸运动并产生呼吸气流。它能够将呼吸机产生的气体送入患者肺部，并在患者呼气时将气体排出体外。风箱通常由弹性材料制成，具有一定的容量和弹性。在呼吸机的作用下，风箱能够周期性地膨胀和收缩以产生呼吸气流。风箱上还配备有压力传感器等装置以监测呼吸气流的变化情况。它能够根据患者的呼吸需求和呼吸机的设定参数产生合适的呼吸气流，为患者提供有效的呼吸支持。

（8）压力限制阀　压力限制阀（adjustable pressure limiting valve，APL阀）是一个限制呼吸回路压力的阀门。它利用弹簧张力来控制呼吸回路压力，可进行无极调节。当回路压力超过设定值时，阀门打开释放多余气体。机械通气时气体不通过APL阀，而在手控通气时，气体经过APL阀以降低回路压力。

6. 残气清除系统　麻醉机的残气清除系统通过负压吸引或正压推送的方式，将手术室内的麻醉废气收集起来。这些气体经过输送管道进入处理装置，经过过滤、吸附等处理后，再由排放系统排出室外。在整个过程中，系统需要保持稳定的运行状态，以确保麻醉废气的有效清除和排放。其主要功能是收集并处理手术过程中产生的麻醉废气及患者呼出的麻醉气体，以减少这些气体对手术室环境、医护人员及患者的潜在危害。残气清除系统通常由以下4个关键部分组成。

（1）收集装置　负责收集麻醉机内多余的残气和患者呼出的麻醉废气。这些气体通过特定的管道或接口与麻醉机相连。

（2）输送管道　将收集到的麻醉废气输送至处理装置。这些管道需要具备良好的密封性和耐腐蚀性，以确保麻醉废气的有效传输。

（3）处理装置　包括过滤器、吸附器等，用于去除麻醉废气中的有害物质。过滤器可以去除气体中的颗粒物和挥发性麻醉剂，而吸附器则能进一步吸附并固定有害气体。

（4）排放系统　将经过处理后的气体安全地排放到室外或指定的排放区域。排放系统需要确保排放的气体符合当地的环境保护标准。

麻醉机的残气清除系统在保障手术室空气质量、保护医护人员和患者健康方面发挥着重要作用。长时间暴露于麻醉废气中，医护人员和患者可能会出现头痛、恶心、疲倦等不良反应，甚至可能引发更严重的健康问题。因此，麻醉机的残气清除系统必须保持高效、稳定的运行状态，以确保手术室的空气质量和人员健康。

7. 报警检测装置　现代麻醉机普遍配备有报警监测系统，这一系统对于保障手术过程中的患者安全至关重要。不同的麻醉机配置不同，其监测的参数也会有所差别，但大都包括以下几个方面。

（1）呼吸系统监测

1）呼吸频率：指患者每分钟呼吸的次数，是反映麻醉深度的重要指标之一。麻醉师会根据患者的体质和手术情况，通过麻醉机调节呼吸频率，使患者进入深度麻醉状态。

2）潮气量：指每次呼吸时患者的吸气量。麻醉师通过调节潮气量来控制患者的呼吸，确保患者的氧气和二氧化碳浓度处于正常范围内。

3）呼气末二氧化碳浓度（$EtCO_2$）：是指患者呼出的气体中二氧化碳的浓度。通过监测这一指标，可以判断患者的呼吸道是否通畅，以及肺通气情况和呼吸代谢状态。

4）气道压力：反映患者呼吸时气道内的压力情况，有助于及时发现和处理气道梗阻等问题。

（2）常见生理参数监测

1）心率：指心脏每分钟跳动的次数，是评估患者心血管功能的重要指标。

2）血压：包括收缩压和舒张压，是反映患者循环系统功能的重要参数。在麻醉手术中，维持患者血压稳定是重要的临床目标之一。

3）心电图（ECG）：通过电极记录心脏电活动产生的图形，有助于及时发现心律失常等心血管并发症。

（3）麻醉药浓度监测　现代麻醉机通常配备有麻醉药浓度监测功能，能够实时监测麻醉药物在患者体内的浓度，确保麻醉药物的用量在安全、有效的范围内。这对于控制麻醉深度和避免麻醉药物过量或不足具有重要意义。

（4）麻醉深度和肌肉松弛程度监测

1）麻醉深度监测：通过监测患者的脑电图、听觉诱发电位等生理指标，评估患者的麻醉深度。这有助于麻醉师及时调整麻醉方案，确保患者处于适当的麻醉状态。

2）肌肉松弛监测：肌肉松弛监测是麻醉监护中的重要部分，通过监测神经肌肉传递功能的阻滞程度和恢复状况，指导肌松药的用药时机和逆转时机，避免肌松药残余作用引起的术后呼吸功能不全等并发症。

知识点 2　麻醉机的工作原理

麻醉机首先与医院的中央供气系统或独立的氧气、氧化亚氮（笑气）及空气钢瓶等气源相连，通过接口实现气体的接入。这些气体在经过减压阀的处理后，压力被降低至适合患者使用的0.4MPa低压范围，并经由高压输送管道被送入麻醉机内。

在麻醉机内部，氧气和笑气首先通过压力表进入流量计，然后通过流量控制阀来调节其流量。为确保气体混合后的氧浓度不低于25%，麻醉机特别设计了笑氧联动装置，使氧气和笑气能够按照一定的比例进入。同时，还装有笑气截断阀，一旦氧气供应不足，会立即切断笑气的供应，以防止氧浓度过低导致患者缺氧。

经过流量计后，氧气和笑气在麻醉机内混合，然后经过蒸发器。蒸发器负责将液态或气态的麻醉药物转化为蒸发气体，其内的温度和压力条件被精确控制，以确保麻醉药物以稳定的速率蒸发。这样，氧气、笑气和麻醉气体三者按比例混合成新鲜混合气体，由蒸发器来精确控制麻醉药的浓度。

新鲜混合气体随后通过单向阀到达共同气体出口，被输送到患者的吸收回路。若需要快速供氧，可以按下快速供氧开关，此时输出的氧气将不经过流量计和蒸发罐，直接经共同气体出口输送给患者。

麻醉机的气体动力可以由呼吸机系统控制的风箱驱动气体作用于折叠囊来提供，将混合气体压入患者肺内。同时，也可以手动捏皮囊来维持患者的呼吸。选择呼吸机模式还是手动模式，可以通过转换开关来控制，使用时只需扳下转换开关即可。麻醉机工作原理如图3-15所示。

麻醉机最普遍采用的呼吸回路是全紧闭式"循环回路系统"。在这个系统中，呼吸活瓣负责控制气体的方向。吸气时，吸气活瓣打开，呼气活瓣关闭，气体进入患者肺内；呼气时，呼气活瓣打开，吸气活瓣关闭，肺内气体排出。患者呼出的气体经过CO_2吸收器（如钠石灰罐或钡石灰罐）吸收CO_2后，剩余的气体将重新进入呼吸回路被重复利用。

如果呼吸回路中的气道压力过高，超过设定的值（一般为6kPa），则压力安全阀（通常为弹簧负载阀）会打开，排出多余的气体以减压。从压力安全阀排出的废气应通过排气管引导至手术室外或进入残气清除系统，以避免微量麻醉气体对手术室工作人员的健康造成危害。在患者自发呼吸时，压力安全阀处于打开位置，以最小阻力允许吸气和呼出气流；而在患者被深度麻醉和麻痹时，麻醉师可以调整压力安全阀的开度，以挤压储气囊使气体充满肺部，帮助和控制患者呼吸。

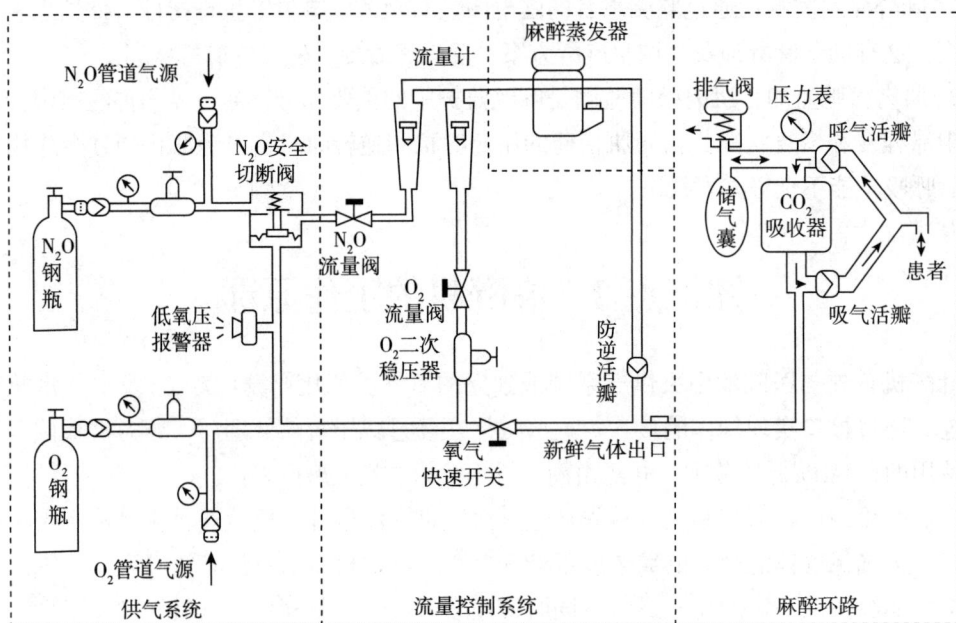

图 3-15　麻醉机工作原理示意图

知识点 3　麻醉机的使用操作与维护

一、麻醉机的使用操作

1.准备工作

（1）检查连接　确保麻醉机的各管道连接正确，包括麻醉机与钢瓶或中央供气口的进气管、蒸发罐、呼吸回路等，向钠石灰罐内装好钠石灰，并向麻醉蒸发器内装入相应的麻醉药。

（2）打开气源　打开氧气钢瓶或中央供气阀门，将气压调至适当的压力，一般为0.4MPa左右。

（3）接通电源　接好电源，打开麻醉机电源和气源总开关，进行机器自检，确认麻醉机能正常工作。

2.参数设置

（1）选择通气模式　根据患者实际情况选择机控VCV、PCV、SIMV、手动模式（manual mode）或待机模式（standby mode）。

（2）调节机器参数　包括潮气量、呼吸频率、吸呼比、触发灵敏度等。这些参数需要根据患者的具体情况进行调整。

1）潮气量（V_t）：设置范围一般为0~1500ml。

2）呼吸频率（f）：设置范围一般为10~30次/分。

3）吸呼比（I∶E）：常见的有2∶1、1∶1、2∶3、1∶2、1∶3、1∶4等比例。

4）触发灵敏度：设置范围一般为2~30L/min。

3.试运行与连接患者

（1）试运行　用模拟肺连接麻醉机，开启呼吸机试运行，观察呼吸机工作是否正常，检测出的各项数据是否准确。

（2）连接患者　确认无误后，将管路接到患者身上，开启呼吸机，打开蒸发罐开关，实施手术患者麻醉。

4.麻醉过程中的监测与调整

（1）观察监护仪　在麻醉过程中，要密切观察麻醉监护仪中所得到的各项测量数据，如气道压力、氧浓度、呼吸频率等。

（2）参数调整　根据监测数据和患者反应，必要时对麻醉机的各项参数进行相应调整。

5.麻醉结束后的处理

（1）关闭设备　麻醉结束后，关闭呼吸机和蒸发器开关。如有接台手术，应更换经过消毒的患者呼吸管路，并使麻醉机处于待机状态；如无接台手术，则关闭总电源开关和气源开关。

（2）清洁消毒　每次使用后，应对麻醉机及其附件进行必要的清洁和消毒处理，以防止交叉感染。

📖 **知识拓展** ┈┈┈

麻醉机的质控

麻醉机的质控是确保麻醉机在手术过程中能够安全、有效运行的重要环节。质控涉及多个方面，包括麻醉机的安全性能、功能检查、日常维护以及定期校准等。麻醉机的质控旨在确保麻醉机在提供吸入麻醉药、实施全身麻醉、辅助或控制呼吸等方面能够稳定、准确地运行，减少麻醉意外的发生，保障患者的生命安全。

1. 质控内容

（1）安全性能检查

·应急呼吸设备：检查麻醉机是否配备有简易呼吸器或其他应急通气装置，并确保其处于良好状态。

·高压系统：检查供气系统与麻醉机的连接是否牢固，氧气钢瓶气压是否充足，中心供氧系统压力是否达标。

·低压系统：检查低压系统是否有泄漏，蒸发器药量是否充足，药盖是否紧闭。

（2）功能检查

·流量计：检查气体气流在全量程内调整时，流量计浮子运动是否平滑，流量管是否损坏。

·麻醉残气清除系统：检查麻醉净化系统与APL阀和通气释放阀之间的连接是否正确，麻醉回路气道压是否在正常范围内。

·呼吸系统：检查氧浓度监视器读数是否准确，呼吸回路是否完整、无损、无阻塞，CO_2吸收剂是否足够。

（3）日常维护

·清洁与消毒：定期对麻醉机的呼吸回路、蒸发器、过滤器等部件进行清洁和消毒，防止交叉感染。

·更换耗材：及时更换过期的麻醉药、CO_2吸收剂等耗材，确保麻醉机的正常运行。

（4）定期校准

·气体浓度校准：使用专业的气体分析仪对麻醉机输出的气体浓度进行校准，确保其在允许误差范围内。

·压力与流量校准：对麻醉机的压力表和流量计进行校准，确保其读数准确可靠。

2. 质控流程

（1）准备阶段　收集麻醉机的相关资料，包括使用说明书、维护记录等。

（2）安全检查　按照上述安全性能检查的内容进行逐一检查。

（3）功能测试　对麻醉机的各项功能进行测试，确保其正常运行。

（4）记录与报告　将检查结果记录在质控报告中，对发现的问题进行记录并提出整改建议。

（5）整改与复检　对发现的问题进行整改，并重新进行质控检查，直至所有问题得到解决。

二、麻醉机的常规检查

在使用麻醉机之前，对麻醉机进行全面的检查，确定麻醉机各组成部分性能及状态良好，确保麻醉机在手术过程中能够稳定、准确地提供麻醉气体和维持患者的呼吸功能。这些必检项目包括下面几项的内容。

1. 气源检查 麻醉机的气源检查包括对氧气、笑气等气源的压力检查。①氧气检查：医用钢瓶氧气源在满载时，瓶内压强应为 10～15MPa，低于 2MPa 时，应更换新氧气源。②笑气检查：压强应稳定在 5.2MPa，低于 4.2MPa 说明瓶内液化氧化亚氮已近耗尽，低于1.0MPa 时，应及时更换。确保压力处于正常范围，以保障麻醉机正常工作。应查看气源连接是否稳固，检查气源的过滤装置，保证气源的纯净度。还需确认气源的供应是否持续稳定，不会出现突然中断的情况。同时应留意气源的质量监测装置，确认气源质量符合麻醉机的使用要求。

2. 气密性检查 需要先关闭麻醉机的所有气体出口，然后观察气体流量表和压力指示器，看是否有气体泄漏导致的流量或压力下降。同时检查各个连接部位，如气管、阀门、接口等，用手触摸感受是否有气体逸出，或者使用专门的检漏设备检测微小的泄漏。另外，还需对麻醉机的呼吸回路进行封闭测试，观察压力变化来判断是否存在气密性问题。对储气囊也应进行按压检查，看其在受压后是否能保持气密状态。

3. 麻醉蒸发器检查 麻醉机的蒸发器检查应查看蒸发器的外观是否有损坏或变形，确认其安装位置稳固且正确连接。检查刻度标识是否清晰准确，以确保麻醉药液的输注剂量能被精确控制。观察蒸发器内药液的液位，保证在正常范围。测试蒸发器的温度调节功能，确保能稳定维持设定温度。检查其密封性能，防止药液泄漏或气体混入。还应确认蒸发器与麻醉机其他部件的协同工作是否正常，如气体流量与药液蒸发量的匹配度。

4. 呼吸回路检查

（1）应检查呼吸回路的各个部件是否完整，包括呼吸管道、面罩、储气囊等，看是否有破损、裂缝或变形等情况。如果部件有损坏，可能会影响气体的正常输送和患者的呼吸。

（2）检查呼吸回路的连接是否紧密。应确保各个接头都连接牢固，没有松动，因为松动的连接可能导致气体泄漏，影响麻醉气体的准确输送浓度，还可能使空气混入呼吸回路，干扰患者的正常呼吸支持。

（3）检查呼吸回路的清洁情况。如果呼吸回路中有灰尘、杂质或其他污染物，可能会随气体进入患者呼吸道，引起感染等不良后果。所以应确保呼吸回路干净卫生。

（4）挤压储气囊，观察其弹性以及是否能正常储存和释放气体。如果储气囊有问题，可能会影响患者的呼吸支持和气体交换。

（5）检查呼吸回路的阀门也是很重要的。确保吸气阀和呼气阀能够正常开启和关闭，且开闭的方向正确。阀门故障可能导致气体流向异常，影响患者的呼吸模式。

（6）检查呼吸回路的气体流量监测装置。确保其能够准确测量气体的流量和压力等参数，以便医护人员能实时了解患者的呼吸情况并进行相应调整。

5. 监护与报警装置检查

（1）功能测试 检查监护仪和报警装置能否正常工作，包括氧浓度监护仪、脉搏氧饱和度监护仪、CO_2 浓度监护仪、通气量监护仪（肺量计）、气道压监护仪等。

（2）报警界限设置 设置呼吸机通气模式、呼吸频率、压力限制、设定潮气量、分钟通气量的报警界限，确保在异常情况下能够及时报警。

6. 其他检查

（1）电源检查　确认电源插头是否牢固连接，电源线是否完好无破损。

（2）备用设备　准备好呼吸急救管理器械（如简易呼吸囊等），确保在紧急情况下能够迅速使用。

三、麻醉机的维护及常见故障排除

做好麻醉机维护保养、消毒是为抢救、治疗成功提供基础。要定期清洁麻醉机。对其外壳可用干净、柔软的湿布擦拭，保持外观整洁；对于呼吸回路等内部部件，要按照规定的程序进行消毒和清洁，防止细菌滋生和交叉感染。定期检查麻醉机的各种管道和连接部位，确保它们没有老化、破损或松动。还应检查气体过滤器，按照使用时间或规定及时更换，以保证气体的纯净。对麻醉机的维护和故障排除需要细心和专业，以确保其始终处于良好的运行状态。

1. 麻醉机的清洁消毒

（1）清洁前的准备　关闭麻醉机电源，拔掉插头，确保设备处于安全状态，避免在清洁过程中发生电气事故。准备好清洁所需的工具和材料，如干净的软布、温和的清洁剂、专用的消毒溶液、无菌水等。

（2）外部清洁

1）机身表面：使用柔软的湿布蘸取温和的清洁剂，轻轻擦拭麻醉机的机身表面，去除灰尘和污渍。注意不要让清洁剂进入设备的缝隙或开口处。对于控制面板，可以使用干布轻轻擦拭，避免液体进入按键或显示屏等部位。

2）外部管路和附件：对于连接在麻醉机外部的呼吸管路、面罩等附件，可先将其从麻醉机上拆卸下来。用清水冲洗管路和面罩，去除表面的分泌物等污染物，然后用温和的清洁剂进行浸泡和清洗，最后用清水彻底冲洗干净并晾干。

（3）内部清洁

1）呼吸回路：可拆分的呼吸回路部件，如管道、接头等，应小心拆卸。先用清水冲洗，以去除明显的污染物，然后用专门的清洁剂浸泡一段时间，按照清洁剂的使用说明进行操作。浸泡后用清水冲洗干净，确保没有清洁剂残留。对于不能直接冲洗的部件，如传感器等，可使用湿布轻轻擦拭其表面。

2）气体通道：检查气体通道是否有堵塞或污染物，可使用小刷子或棉签等工具轻轻清理通道内的灰尘等杂质。对于一些难以清理的部位，可以借助专业的清洁设备或按照设备厂家提供的清洁方法进行操作。

（4）消毒处理

1）化学消毒：对于不耐高温高压的部件，如塑料材质的呼吸回路部件等，可采用化学消毒剂进行消毒。常用的消毒剂有含氯消毒剂、过氧乙酸等，按照规定的浓度和时间进行浸泡消毒。消毒后要用无菌水冲洗干净，以去除残留的消毒剂，防止对患者造成刺激。

2）高温高压消毒：对于能够耐高温高压的部件，如某些金属部件等，可以采用高压蒸汽灭菌的方法。这种方法能有效杀灭各种细菌和病毒，确保消毒的彻底性。但要注意按照正确的操作程序进行，避免损坏部件。

（5）清洁消毒后的处理

1）干燥与组装：清洁消毒后的部件应充分晾干或采用干燥设备进行干燥，确保没有水分残留，以免滋生细菌。然后将各部件按照正确的方式组装回麻醉机，确保连接牢固。

2）记录与检查：对清洁消毒的过程进行记录，包括清洁消毒的时间、方法、使用的清洁剂和消毒剂等信息。

定期检查麻醉机的清洁消毒效果，如进行微生物检测等，以确保设备符合卫生标准。同时，要检查设备的各项功能是否正常，如有异常应及时进行维修或调试。

2. 麻醉机的日常保养　按照设备厂家的建议和规定的时间间隔，对麻醉机进行全面的保养。这可能包括对设备内部的机械部件进行润滑、检查电路连接是否良好等。请专业的技术人员对麻醉机进行定期的深度清洁和维护，他们可能会使用更专业的工具和方法来确保设备的性能和卫生状况。

（1）麻醉蒸发器的维护　使用时应注意不要用手提拉浓度调节旋钮，在调节麻醉药浓度时，首先压下锁定钮，再缓慢旋转浓度调节钮的刻度盘，旋到极限位置时，再勿用力转动。麻醉药蒸发器在拆装和搬运过程中，要轻拿轻放，不得受震动和冲击。

（2）流量计的维护　流量计是麻醉机上的重要部件，其上的玻璃管易碎，在搬运机器过程中，一定要避免流量计受到冲击和振动，在旋转流量控制旋钮时，一定要缓慢转动，当流量计显示最大和最小流量时，勿用力旋转控制阀旋钮，以免控制阀受损，控制失灵。

（3）易污染物的消毒、清洗、干燥和正确安装　机器与患者连接的管路系统易受污染，需要消毒。经过消毒的气路管道连接件、呼吸回路部件等要正确安装到位，不要造成漏气，安装后要试运行，机器工作正常后方可接上患者使用。

安装后，一定要进行气密性检查，钠石灰罐边缘撒落的石灰要抹去以免造成漏气。

（4）吸气、呼气活瓣的维护　吸气、呼气活瓣上的盖片勿压弯，在清洗消毒剂拆装时要十分小心，如遇损坏及时更换，以免影响使用。

（5）易耗品更换　麻醉机常见的易耗品如螺纹管、氧电池、流量传感器、钠石灰等，应经常检查是否需要更换。另外应定期清洁麻醉机上的过滤网。

3. 麻醉机常见故障排除

（1）气源故障

故障原因：中心供气系统故障，如气源压力降低、供气管道堵塞或泄漏等。麻醉机自身的气体连接管道松动、破裂或接错。气瓶内气体耗尽且未及时更换。

排除方法：检查中心供气系统，联系供气部门确认气源压力是否正常，排查供气管道有无堵塞或泄漏情况，及时修复或清理。检查麻醉机的气体连接管道，确保连接牢固、无破损且连接正确，如有问题及时处理。及时更换耗尽的气瓶，并检查气瓶阀门是否正常开启。

（2）呼吸回路故障

故障原因：呼吸回路的连接部件松动、密封不良，如面罩与管路连接不紧密、储气囊接口处漏气等。呼吸管路弯曲、受压导致管腔狭窄或堵塞，也可能是管路内有异物堵塞。

排除方法：检查呼吸回路的各个连接部位，重新连接或更换密封件，确保连接紧密且密封良好。检查呼吸管路的走向，排除管路受压情况，若有弯曲应整理使其恢复通畅，必要时更换管路。对于疑似有异物堵塞的情况，可小心拆卸管路进行检查和清理。

（3）机械通气故障

故障原因：机械通气控制模块故障，可能是电子元件损坏或程序出错。通气参数设置错误，如潮气量、呼吸频率等设置不合理。呼吸机的风箱、活塞等机械部件故障，影响正常的通气功能。

排除方法：检查机械通气控制模块，如有电子元件损坏需更换，若程序出错可尝试重新启动或进行软件升级（在厂家指导下）。检查通气参数设置，根据患者情况和麻醉要求重新合理设置潮气量、呼吸频率等参数。检查呼吸机的机械部件，对故障部件进行维修或更换，如润滑活塞、更换损坏的风箱部件等。

（4）报警系统故障

故障原因：报警参数设置不当，如报警阈值设置过高或过低。传感器故障，导致无法准确监测相关参数并触发报警。报警系统的电路故障，影响报警信号的正常传输和显示。

排除方法：检查报警参数设置，按照实际需要和设备说明书重新调整报警阈值。检查传感器，清洁或更换故障传感器，确保其能准确监测气体流量、压力、浓度等参数。检查报警系统的电路，修复或更换损坏的电路元件，确保报警信号正常传输和显示。

（5）显示屏故障

故障原因：显示屏电源故障，如电源线松动、电源模块损坏等。显示屏本身故障，如液晶面板损坏、显示驱动电路问题等。

排除方法：检查显示屏电源线连接是否正常，若松动则重新插紧，若电源模块损坏则更换电源模块。若显示屏本身故障，在排除电源问题后，联系厂家或专业维修人员进行维修或更换显示屏。

（6）开机异常

故障原因：不能正常开机一般会有报警提示，如报警声、报警指示灯、故障描述、错误代码等。若开机失败和蓄电池故障同时发生，有可能蓄电池蓄电能力不足，电压过低，将主板供电电压拉低，造成开机失败。

排除方法：若判断是蓄电池故障，可暂时将蓄电池从电路中移除，仅以交流电源供电，重启机器。

麻醉机常见故障原因及排除方法如表3-1所示。

表3-1 常见麻醉机报警原因及处理方法

报警项目	原因分析	处理方法
低氧浓度报警	①氧源供应不足；②氧浓度传感器故障；③气体混合系统问题	①检查氧源压力与流量，确保充足；②校准或更换氧浓度传感器；③检查并调整气体混合系统

报警项目	原因分析	处理方法
气道压力过高/过低报警	①呼吸回路漏气；②气道阻塞；③潮气量/呼吸频率设置不当；④患者肺部条件变化	①检查呼吸回路连接，修复或更换漏气部件；②清理气道，检查是否有外部压迫；③调整通气参数；④评估患者状况，必要时调整设置
蒸发器故障报警	①麻醉剂耗尽；②蒸发器加热故障；③蒸发器电路问题	①补充麻醉剂；②检查蒸发器加热元件及温控系统；③检查蒸发器电路连接，修复或更换故障部件
呼吸机电源故障报警	①电源插头未插好；②电源线损坏；③保险丝熔断；④主机电源模块故障	①检查电源插头与插座连接；②更换电源线；③更换保险丝；④维修或更换主机电源模块
呼吸机通讯故障报警	①通讯线路故障；②主机与配件（如监测仪）通讯协议不匹配；③软件错误	①检查并修复通讯线路；②确认所有配件与主机通讯协议兼容；③重启设备并检查软件版本，必要时更新或修复
呼吸机内部机械故障报警	①风机故障；②活塞/气缸磨损；③传动机构故障	①检查并更换故障风机；②维修或更换磨损的活塞/气缸；③修复或更换传动机构故障部件
呼吸机显示屏故障或无显示	①显示屏损坏；②显示屏连接线松动或损坏；③电源供应问题	①更换显示屏；②检查并重新连接显示屏线路；③检查电源供应，确保显示屏获得足够电力

实　训

【实训目标】

1.掌握麻醉机的正确安装方法及安装过程中的注意事项。

2.熟悉麻醉机的整体结构和各部件的名称、位置。

3.了解麻醉机各部件的作用。

【实训项目】

本次实训有三个项目，学生可以从中选择两个完成，可以选择书中提供的实训项目，也可以依托其他企业项目，或学生、教师的创业项目。

实训一：麻醉机的安装与调试。熟悉麻醉机安装过程，了解安装中应注意的事项。熟悉调试过程，了解各部件的功能检查内容。

实训二：麻醉机的操作技能。依托实训室现有麻醉机，熟悉麻醉机板面各按钮的作用，学会麻醉机的操作技能。

实训三：麻醉机的日常维护及故障分析与维修。进行麻醉机的日常维护及常见故障排除方法，了解麻醉机质量控制。

【实训步骤】

1.结合课前自学，整合网络调研相关知识。

2.实训过程中可采用线上线下混合学习的方式，学生以小组为单位协同合作，运用在线课程资源库，通过头脑风暴集思广益，共同完成实训任务。

3.请将每项任务的实训成果整理到相关表格或以思维导图形式呈现。

实训一　麻醉机的安装与调试

任务1　麻醉机的安装

任务描述：对照安装步骤完成麻醉机的安装，并绘制安装流程图。

1.主机定位与固定　根据实训场地布局和实际需求，选择合适的位置放置麻醉机主机。确保主机放置平稳，通过调节主机底部的支脚或使用固定装置将主机牢固地固定在台面上，防止在使用过程中移动。

2.气体供应系统连接　识别气源接口，一般麻醉机有氧气、空气等不同气体的接口。将中心供气系统或气瓶的气体供应管道与麻醉机的相应气源接口连接。连接时应注意接口的匹配度，确保连接紧密。使用扳手适当拧紧螺母，但不应过度用力以免损坏接口。

连接完成后，使用气体检漏仪检查气体管道连接处是否有泄漏。如果发现泄漏，应立即重新连接或更换密封件，直至无泄漏现象。

3.呼吸回路安装

（1）安装面罩　将面罩与呼吸管道的一端连接，确保连接牢固且密封良好。检查面罩的完整性，确保无破损、无变形等。连接呼吸管道：将呼吸管道按照正确的走向进行铺设，避免过度弯曲或扭曲。将管道的各段连接起来，注意连接部位对准和密封。可以使用专用的管道接头或快速连接装置进行连接。

（2）安装储气囊　将储气囊连接到呼吸回路的合适位置，通常是在吸气支路和呼气支路之间。检查储气囊的弹性和完整性，确保其能够正常储存和释放气体。

（3）连接呼吸回路与主机　将呼吸回路的接口与麻醉机主机上的相应接口连接，确保连接正确且稳固。

4.监测设备连接

（1）连接气体传感器　将氧气、二氧化碳等气体传感器按照说明书的要求连接到呼吸回路或气体供应系统的相应位置。确保传感器安装牢固且能够准确监测气体参数。

（2）连接压力传感器　将压力传感器连接到呼吸回路中，用于监测呼吸压力等参数。注意传感器的安装方向和连接的密封性。

将传感器的数据线连接到麻醉机主机的监测端口，确保数据传输正常。开机后检查传感器是否能够正常工作并准确显示相关参数。

5. 电气连接与调试 将麻醉机的电源线连接到合适的电源插座，确保电源线无破损、插头接触良好。开机后，按照麻醉机的操作手册进行基本设置和调试，如设置日期、时间、单位等参数。进行自检程序，检查麻醉机的各项功能是否正常，包括气体供应、呼吸回路的密闭性、监测设备的准确性等。如果自检发现问题，应及时进行排查和修复。

绘制安装流程图：

任务2 麻醉机的检查与调试

任务描述：在医疗领域中，麻醉机的正常运行对于保障手术过程中患者的呼吸安全与稳定至关重要。为了确保麻醉机能够随时处于最佳工作状态，医护人员必须掌握麻醉机的全面检查与调试技能，提高其在临床实践中处理麻醉机相关问题的能力。

1. 麻醉机外观检查 学生分组对麻醉机进行外观检查。检查麻醉机外壳是否有破损、变形、划痕等情况，若有应记录并评估其对设备性能的影响。查看显示屏是否清晰，按键是否灵敏，各种指示灯是否正常工作。

2. 气体供应系统检查

（1）检查气源连接 确认氧气、空气等气源连接是否正确、牢固，管道有无破损或老化现象。使用气体检漏仪检查气源连接处是否有气体泄漏。

（2）检查气体压力 观察麻醉机上气体压力仪表的显示是否在正常范围内。对比实际压力与设备规定的压力标准，如有偏差，进一步检查原因。

3. 呼吸回路检查

（1）检查回路完整性 检查呼吸回路的各个部件，如面罩、呼吸管道、储气囊、阀门等是否齐全且无损坏。确认各部件之间的连接是否紧密、正确。

（2）回路密闭性测试 按照规定的方法关闭回路的呼气阀和吸气阀，向回路内充入一定压力的气体，观察压力下降情况，判断回路的密闭性是否良好。

（3）检查二氧化碳吸收装置 查看二氧化碳吸收剂的状态，如颜色是否正常（一般粉红色为有效，白色为失效）。确认气流通过吸收装置的方向是否正确。

4. 麻醉机调试

（1）气体流量调试　根据设备要求和实际使用情况，调节氧气、空气等气体的流量。使用流量计测量实际流量，与设定流量进行对比，如有差异进行校准。

（2）压力调试　检查呼吸回路及气体供应系统的压力，通过调节压力控制阀等部件，使压力处于合适的范围。使用压力计测量并记录不同情况下的压力值，确保压力准确稳定。

（3）监测系统调试　对气体浓度监测传感器进行校准，使用标准气体样品进行测试，确保显示的气体浓度准确。调试压力、呼吸频率、潮气量等监测参数，使其与实际情况相符。

5. 整机性能测试　启动麻醉机，进行模拟通气测试，观察其在不同工作模式下的运行情况。检查报警系统是否正常响应，如气体压力异常报警、低氧浓度报警等。

6. 完成实训记录与总结

实训二　麻醉机的操作技能

任务1　麻醉机面各按钮的作用

任务描述：熟悉麻醉机面板上各按钮的名称、位置及其功能，掌握麻醉机面板按钮的正确操作方法，了解如何通过面板按钮进行麻醉机的参数设置与监测。

1. 麻醉机面板按钮初步认识　在实训开始前，先对麻醉机的面板进行整体观察，记录下面板上所有按钮的名称和位置。对照麻醉机操作手册，了解每个按钮的基本功能和用途。

2. 面板按钮功能详解与操作

（1）电源开关　介绍如何开启和关闭麻醉机电源，以及电源指示灯的含义。

（2）气体流量控制按钮　详细解释如何调节氧气、氧化亚氮（笑气）及空气的流量，并观察流量计上的指示变化。

（3）呼吸参数设置按钮　包括潮气量、呼吸频率、吸呼比等参数的设置方法，以及如何通过面板按钮进行实时调整。

（4）报警设置与监测按钮　介绍如何设置报警阈值，以及如何通过面板上的报警指示灯或显示屏监测麻醉机的运行状态。

（5）麻醉药蒸发罐控制按钮　说明如何调节蒸发罐的温度和麻醉药的输注速率，以及如何查看药液液位。

（6）其他功能按钮　如压力限制阀（APL阀）调节按钮、残余气清除系统控制按钮等，根据其具体功能进行详细介绍和操作演示。

3. 实训总结　通过本次实训，熟悉麻醉机面板上各按钮的名称、位置及其功能，并掌握了正确的操作方法。

任务2　麻醉机的操作技能

任务描述：熟悉麻醉机的基本结构和面板布局，了解各部件的功能与位置；掌握麻醉机的基本操作流程，包括开机、设置参数、气体供应、呼吸管理、监测与报警处理等；培养学员在实际操作中的安全意识，确保麻醉机在手术过程中的稳定与安全。

1. 开机与初始化　检查麻醉机的电源线是否连接牢固，插头是否接触良好；打开麻醉机的电源开关，进行开机初始化；根据操作手册，设置麻醉机的日期、时间、单位等基本参数。

2. 气体供应与调节　检查麻醉机的供气系统，包括中心气源、气瓶、双表减压器等部件是否连接正确、工作正常。根据手术需求，选择合适的氧气、空气、笑气等气体供应，并调节相应的气体流量。使用电子流量计或机械式流量计监测气体流量，确保气体供应稳定、准确。

3. 呼吸管理　熟悉麻醉呼吸机的工作原理和操作流程。根据患者的体重、年龄和通气需求，选择合适的呼吸模式、潮气量、呼吸频率等参数。观察呼吸回路系统的运行情况，包括螺纹管、储气囊、呼吸活瓣等部件是否工作正常。监测患者的呼吸参数，如气道压力、呼气末 CO_2 分压等，确保呼吸管理有效、安全。

4. 监测与报警处理　熟悉麻醉机的监测装置和报警系统，了解各监测参数的正常范围和报警阈值。

实时观察麻醉机的监测屏幕，记录患者的呼吸参数、吸入氧浓度、吸入麻醉药浓度等数据。当出现报警时，迅速判断报警原因，采取相应的处理措施，如调整气体流量、更换过滤器等。

5. 安全操作与故障排查　在操作过程中，始终保持警惕，注意患者的生命体征和麻醉机的运行情况。熟悉麻醉机的安全装置和紧急停机按钮，确保在紧急情况下能够迅速采取措施。

当麻醉机出现故障时，根据操作手册和故障排查指南进行排查和修复，或及时联系专业维修人员进行处理。

实训三　麻醉机的日常维护及故障分析与维修

任务1　麻醉机的日常维护

任务描述：熟悉麻醉机日常维护的正确方法。

1. 麻醉机日常清洁

（1）机身表面清洁　使用柔软的湿布蘸取温和的清洁剂，轻轻擦拭麻醉机的机身表面，去除灰尘和污渍。注意不要让清洁剂进入设备的缝隙或开口处。

（2）控制面板清洁　使用干布轻轻擦拭控制面板，避免液体进入按键或显示屏等部位。

（3）外部管路和附件清洁　拆卸呼吸管路、面罩等附件，用清水冲洗去除表面的分泌物等污染物。使用温和的清洁剂进行浸泡和清洗，最后用清水彻底冲洗干净并晾干。

2. 麻醉机内部清洁与消毒

（1）呼吸回路清洁　小心拆卸呼吸回路的可拆分部件，如管道、接头等。用清水冲洗去除杂质，然后用专门的清洁剂浸泡一段时间，按照清洁剂的使用说明进行操作。浸泡后用清水冲洗干净，确保没有清洁剂残留。

（2）传感器等部件清洁　对于不能直接冲洗的部件，如传感器等，可使用湿布轻轻擦拭其表面。

（3）消毒处理　对不耐高温高压的部件，采用化学消毒剂进行消毒，如含氯消毒剂、过氧乙酸等。消毒后用无菌水冲洗干净，去除残留的消毒剂。对能够耐高温高压的部件，采用高压蒸汽灭菌的方法。

3. 麻醉机部件检查与更换

（1）气体过滤器检查与更换　按照使用时间或规定及时检查气体过滤器，如有堵塞或损坏，及时更换。

（2）易耗品检查与更换　定期检查螺纹管、氧电池、流量传感器、钠石灰等易耗品，如有老化、破损或失效，及时更换。

（3）连接部件检查　检查各管道、阀门、接口等连接部位是否松动、破损或漏气，如有异常，及时修复或更换。

4. 麻醉机功能检查与调试

（1）气源检查　检查氧气、笑气等气源的压力，确保处于正常范围。检查气源连接是否稳固，过滤装置是否完好。

（2）气密性检查　关闭所有气体出口，观察气体流量表和压力指示器，检查是否有气体泄漏。对呼吸回路进行封闭测试，观察压力变化判断气密性。

（3）蒸发器检查　检查蒸发器的外观、刻度标识、液位、温度调节功能及密封性能。确认蒸发器与麻醉机其他部件的协同工作是否正常。

（4）电源检查　确认电源插头是否牢固连接，电源线是否完好无破损。

（5）备用设备检查　检查呼吸急救管理器械（如简易呼吸囊等）是否完好，确保在紧急情况下能够迅速使用。

任务2　麻醉机的维修

任务描述：针对不同故障报警情况，完成麻醉机常见故障的分析，并将维修方法填入到表3-2中。

表3-2 常见麻醉机报警原因及处理方法记录表

报警项目	原因分析	处理方法
低氧浓度报警		
气道压力过高/过低报警		
蒸发器故障报警		
呼吸机电源故障报警		
呼吸机通讯故障报警		
呼吸机内部机械故障报警		
呼吸机显示屏故障或无显示		

各小组学生分享在故障排除过程中的经验和遇到的问题，包括如何分析故障原因、使用工具的技巧、解决难题的方法。

✎ 课后提升 ....

1. 案例背景 某医院一台常用的麻醉机在使用过程中出现了故障。医护人员反映，麻醉机的气体流量显示异常，并且在机械通气时，患者的实际通气情况与设定值有较大偏差。

2. 故障排查过程

（1）检查气体流量传感器 维修人员对气体流量传感器进行了检查。气体流量传感器是测量气体流量的关键部件，如果它出现故障，会直接导致流量显示异常。

经过检测，发现传感器表面有一些灰尘和杂质附着，这可能会影响其测量精度。维修人员小心地将传感器拆卸下来，用专用的清洁剂和柔软的棉签对其进行清洁，去除表面的灰尘和杂质。清洁后重新安装传感器，开机测试，发现气体流量显示仍然不准确。

（2）检查气体管路 维修人员对气体管路进行了全面检查。若气体管路存在泄漏或堵塞等问题，也会影响气体流量和通气情况。沿着气体管路逐一检查各个连接部位，发现有一个连接接头处有轻微的漏气现象。这个连接接头由于长期使用，密封垫圈已经有一定程度的老化和变形。维修人员更换了新的密封垫圈，并重新拧紧连接接头，确保气体管路连接紧密无泄漏。

（3）检查机械通气模块 维修人员对麻醉机的机械通气模块进行检查。患者实际通气情况与设定值偏差可能与机械通气模块的故障有关。检查发现，通气模块的控制电路板上有一个电容出现了鼓包现象，这可能会影响电路的正常工作，从而导致通气控制不准确。维修人员更换了同型号的新电容，并对控制电路板进行了全面的检测和调试，确保其各项功能正常。

3. 维修结果 经过上述一系列的维修操作后，再次开机对麻醉机进行测试。气体流量显示恢复正常，并且机械通气时患者的实际通气情况与设定值相符。维修人员将麻醉机交付给医院使用部门，并告知其后续的维护注意事项，以减少类似故障的再次发生。

这个案例表明，麻醉机的故障可能由多个因素引起，需要维修人员进行全面、细致地排查和维修，以确保麻醉机的正常运行和患者的安全。同时，定期维护和保养对于预防麻醉机故障也非常重要。

首先立即关闭气源并开始排除原因。检查气道压力传感器，保证其连接良好且正常工作，清洁并重新校准以确保准确测量。检查气道阻力，清除任何阻碍通畅的因素。检查呼吸机设置，确保参数符合患者需要且无异常设置。密切观察患者生命体征和状况变化，及时调整治疗方案。如果问题仍无法解决，立即联系麻醉专家或技术支持团队进行进一步的故障诊断和处理。这些步骤必须快速执行，以保障患者的安全和舒适。

目标检测

参考答案

一、选择题

1. 在使用麻醉机时，应首先确认患者什么正确连接（   ）

    A. 呼吸回路　　　　　　　　　　　B. 麻醉药管

    C. 电源　　　　　　　　　　　　　D. 监护仪

2. 在使用麻醉机时，应确保氧气和二氧化碳的流量计已经校准，并且什么处于良好状态（   ）

    A. 流量　　　　　　　　　　　　　B. 压力

    C. 温度　　　　　　　　　　　　　D. 湿度

3. 下列哪一项不是麻醉机的组成部分（   ）

    A. 气源　　　　　　　　　　　　　B. 麻醉呼吸机

    C. 麻醉药蒸发器　　　　　　　　　D. 麻醉气体监测系统

4. 呼吸机压力释放阀故障可导致（   ）

    A. 低氧血症　　　　　　　　　　　B. 压力伤

    C. 呼吸回路压力不足报警　　　　　D. 通气不足

5. 麻醉机应由专业人员定期进行什么工作，以确保设备正常运行（   ）

    A. 维护　　　　　　　　　　　　　B. 检查

    C. 消毒　　　　　　　　　　　　　D. 检测

6. 麻醉机按功能多少和结构分类，不包括以下哪种类型（   ）

    A. 全能型麻醉机　　　　　　　　　B. 普及型麻醉机

    C. 半自动型麻醉机　　　　　　　　D. 轻便型麻醉机

7. 以下哪种麻醉机主要依靠气动力学原理，通过气动装置驱动实现呼吸管理功能（   ）

    A. 气动电控型麻醉机　　　　　　　B. 电动电控型麻醉机

C. 气动气控型麻醉机　　　　　　D. 全能型麻醉机

8. 麻醉机的供气系统中，不包括以下哪个部件（　　）

A. 中心气源　　　　　　　　　　B. 双表减压器

C. 麻醉废气清除装置　　　　　　D. 气源输气管路

9. 麻醉机蒸发器的作用是什么（　　）

A. 提供氧气　　　　　　　　　　B. 监测患者生命体征

C. 将麻醉药物转化为蒸发气体　　D. 控制呼吸频率

10. 压力限制阀（APL阀）在何种情况下会开启（　　）

A. 回路内气流压力低于预设值　　B. 回路内气流压力等于预设值

C. 回路内气流压力超过预设值　　D. 麻醉机故障时

11. 以下哪种流量计具有较高的精度和灵活性，可以提供数字化的流量信息（　　）

A. 机械式流量计　　　　　　　　B. 电子流量计

C. 差压式传感器　　　　　　　　D. 热式传感器

12. 麻醉机的气源检查中，医用钢瓶氧气源在满载时，瓶内压强应为多少MPa（　　）

A. 5 ~ 10　　　　　　　　　　　B. 10 ~ 15

C. 15 ~ 20　　　　　　　　　　　D. 20 ~ 25

13. 麻醉机维护中，以下哪项不是必要的步骤（　　）

A. 定期清洁麻醉机外壳

B. 对呼吸回路等内部部件进行消毒和清洁

C. 更换麻醉机内部电路板

D. 检查气体过滤器并及时更换

14. 麻醉机常见故障排除中，气源故障的可能原因不包括以下哪项（　　）

A. 中心供气系统故障

B. 麻醉机自身的气体连接管道松动

C. 患者呼吸异常

D. 气瓶内气体耗尽且未及时更换

15. 现代麻醉机除了具有气路部分的基础构件外，还配备了哪些设备（　　）

A. 手术器械　　　　　　　　　　B. 电子、电脑控制和监测仪器

C. 药品储存柜　　　　　　　　　D. 急救包

二、简答题

1. 简述CO_2吸收器所用吸收剂的种类。

2. 简述麻醉蒸发罐的原理。

3. 简述O_2–N_2O流量计安全联动装置原理。

4. 简述减压阀的作用。

5. 简述逸气阀的作用。

三、案例分析

1.在使用麻醉机进行手术时，突然发现气道压力异常升高，超出了正常范围，导致患者的呼吸受到影响。

2.手术中，麻醉医生注意到麻醉机呼吸气体浓度显示突然出现异常波动，无法保持稳定，即使在设定的范围内，浓度也持续上下波动。

书网融合……

本章小结

题库

项目四　血液透析机

PPT

学习目标

知识目标

1.**掌握**　血液透析的基本概念、透析系统的构成要素及工作原理。

2.**熟悉**　血液透析机的结构、透析对患者的影响。

3.**了解**　血液透析的临床应用及其辅助支持条件。

能力目标

1.**操作技能**　熟练操作血液透析机，具备故障处理与日常维护能力。

2.**临床应用**　能够将理论知识应用于实际临床情境，对使用血液透析机的患者进行适当的护理和评估。

素质目标

1.能够树立创新意识、创新精神。

2.能够和团队成员协商，共同完成工作任务。

3.具备精益求精的工作理念、求真务实的工作态度。

案例故事

透析技术的力量

周末，李明感到极度疲惫，无法行走，女儿坚持带他去了医院。检查后，医生告诉他肾功能严重受损，需要开始血液透析。李明对透析感到害怕，因为他不了解这个过程。医生解释说，透析能清除血液中的废物和多余水分，现代透析机安全有效，并介绍了其基本结构和工作原理。在医院透析中心，李明接受了第一次治疗。护士操作透析机，将他的血液通过透析器与透析液交换，清除废物后输回体内。治疗后，李明感觉呼吸平稳，不适减轻，精神焕发。医生强调，他需要定期透析以维持健康。

知识点 1　透析概述

一、透析的基础知识

透析是一种通过半透膜原理，利用溶质和溶剂在膜两侧的浓度差或压力差，实现物质分离和纯化的技术。在临床治疗中，透析用于去除血液中的废物和多余液体，特别是当肾脏无法正常执行其功能时。

（一）肾脏功能

肾脏，作为人体泌尿系统的关键器官，扮演着不可或缺的角色。其主要职责是净化血液，清除体内多余的废物和水分，从而维持身体内部环境的稳定与和谐。具体来说，肾脏通过滤过血液，调整体内的酸碱平衡、电解质平衡，同时还参与血压调节、红细胞生成的控制以及钙吸收的调节等多项生理功能。

肾功能衰竭是指肾脏无法执行上述正常生理功能的一种严重医疗状况。导致肾功能衰竭的原因复杂多样，包括长期慢性疾病（如糖尿病、高血压）对肾脏的损害、急性肾损伤（如药物中毒、感染、外伤）、遗传性疾病（如多囊肾），以及感染性疾病（如肾盂肾炎）等因素。面对肾功能衰竭，医疗干预成为维持患者生命的必要手段。目前，主流的治疗方案包括：①血液透析：通过人工半透膜清除血液中的毒素和多余水分，快速有效地减轻症状；②腹膜透析：利用患者自身的腹膜作为半透膜，进行持续的滤过和废物清除；③肾脏移植：通过手术植入健康的肾脏，以恢复正常的肾功能。

这些治疗方案旨在模拟或替代受损肾脏的功能，不仅帮助患者维持生命活动，还致力于提高其生活质量，延长生存期。医生会根据患者的具体病情、身体状况和生活需求，为其量身定制最合适的治疗计划。

（二）转运原理

1. 弥散　弥散是指溶质粒子从高浓度区域向低浓度区域自发移动的过程，这是一种自然发生的现象，其目的是减少浓度梯度，直至两侧的溶质浓度达到平衡。在这个过程中，无需外部能量的输入，溶质粒子通过随机热运动实现位置的改变。在生物学中，弥散是多种生理功能的基础，如氧气和二氧化碳在肺泡与血液之间的交换、营养物质穿过细胞膜以及废物从细胞内排出的过程，都是通过弥散实现的。如图4-1所示，这一过程在维持生命活动中起着至关重要的作用。

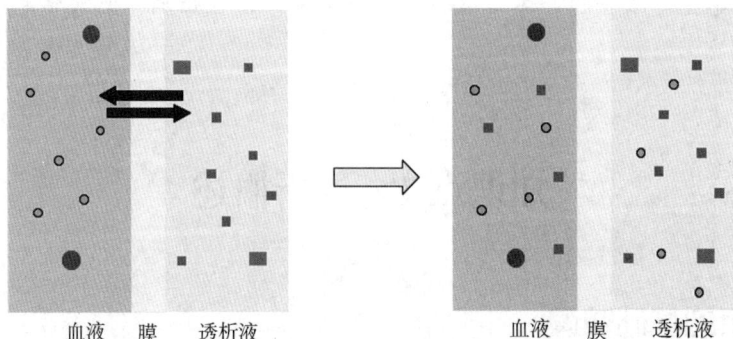

血液　膜　透析液　　　　血液　膜　透析液

图4-1　弥散

2. 超滤 超滤是一种依靠压力差驱动,使溶液中的溶剂(通常是水)及一些小分子溶质通过半透膜,从而实现分离和纯化的过程。半透膜的设计具有选择透过性,它允许小分子和溶剂分子通过,而阻挡较大的分子如蛋白质、细胞和微生物。在超滤过程中,施加在膜两侧的压力差是溶剂和小分子溶质穿膜的驱动力,而大分子则被截留在原侧。这一过程广泛应用于血液净化、废水处理和食品工业中,如图4-2所示。超滤是现代医疗和工业领域的重要技术。

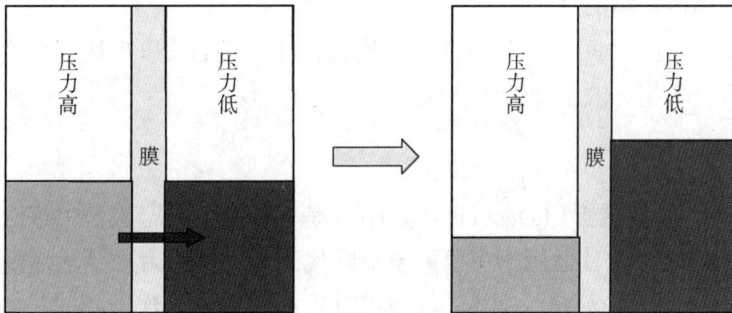

图 4-2　超滤

3. 对流 对流涉及通过液体或气体的宏观流动带动溶质移动的过程。与弥散不同,对流不仅仅依赖于浓度梯度,更是依赖于流体本身的物理移动。在这个过程中,流体整体的移动能够带动溶质一起移动,从而实现物质的有效传递和分布。对流可以迅速在较大范围内平衡溶质的分布,是热传递和物质交换的重要方式。在人体内,血液循环就是一个典型的对流过程,它将氧气和营养物质输送到全身各个细胞,同时将废物带走。如图4-3所示,对流在生物体内的物质交换中扮演着重要角色。

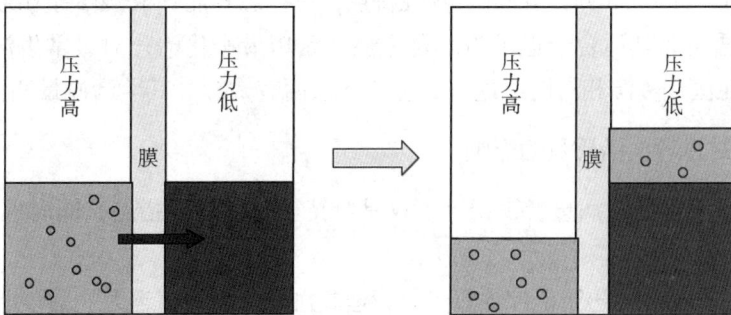

图 4-3　对流

二、透析的临床应用

透析的临床应用主要涉及血液透析(HD)和腹膜透析(PD)两种方式,用于治疗肾功能衰竭患者。以下将探讨透析在不同临床情况下的适应证、透析方式的选择,以及透析对患者生活质量的影响。

（一）适应证

1. 终末期肾病（ESRD） 当肾脏功能下降至正常功能的10%以下时，患者需依赖透析或肾脏移植来维持生命。

2. 急性肾功能衰竭（AKI） 由于各种原因导致的肾功能突然下降，需要紧急透析治疗。

3. 药物或毒物中毒 血液透析可以清除血液中的过量药物或毒物，帮助患者解毒。

4. 严重的水电解质紊乱 透析可以纠正严重的水电解质紊乱，如高钾血症、低钠血症等，以维持患者体内环境的稳定。

5. 其他疾病 透析也可以用于治疗其他疾病，如严重的心脏疾病、某些类型的血液疾病等，以减轻肾脏负担，改善患者的症状。

（二）透析选择方式

1. 血液透析 血液透析（hemodialysis, HD）是一种高效的肾脏替代疗法，旨在迅速移除血液中的毒性物质，尤其适用于需要紧急清除代谢废物的患者。该治疗模式要求患者在专业透析中心规律性接受治疗，通常遵循每周3次的频率，每次治疗时长约为4小时。治疗过程中，患者的血液通过血管通路被引出体外，流经具有半透膜特性的透析器，在此过程中，血液中的废物和多余水分被有效清除，同时维持电解质和酸碱平衡。尽管血液透析治疗可能会对患者的日程安排造成一定限制，但其对于肾功能衰竭患者的生命维持和生活质量提升起到了不可或缺的作用。

2. 腹膜透析 腹膜透析（peritoneal dialysis, PD）提供了一种更为灵活和个性化的治疗选择。该技术允许患者在家庭环境中独立完成透析操作，从而更好地适应个人的生活习惯和工作需求。腹膜透析通过将透析液注入患者腹腔，利用腹膜的滤过功能来清除血液中的毒素和多余水分。此方法的周期性和间歇性特点，使得患者能够根据自身情况调整透析频率和时间。腹膜透析尤其适合于追求治疗自主性、希望最小化治疗对日常生活影响的患者，以及那些居住在医疗资源相对匮乏地区的患者，从而有效提高其生活质量和治疗依从性。

（三）透析对患者生活质量的影响

透析治疗对于末期肾病患者来说，不仅是维持生命的必要措施，同时也标志着其生活模式的重大转变。

1. 生活质量的提升 透析治疗通过有效管理高血压、水肿、乏力、恶心等临床症状，显著提高末期肾病患者的整体健康水平和幸福感。该治疗过程不仅清除了体内的毒素和多余水分，还维持了电解质和酸碱平衡，从而促进患者的生理功能恢复，并提升生活质量。

2. 生活方式的调整 透析治疗要求患者对日常生活进行一系列调整。定期接受透析治疗迫使患者重新规划日常生活、工作及社交活动，以符合透析治疗的时间表。同时，患者还需调整饮食习惯，尤其是控制液体摄入量，遵循医疗团队提供的饮食和液体管理指导。

3. 心理与社会影响 透析治疗的长期性可能对患者的心理健康和社会互动带来深远的影响。患者可能会遭遇情绪压力、焦虑、抑郁等心理问题，以及家庭和职业角色转变的挑战。

因此，提供心理咨询和社会支持对于辅助患者适应这些变化，保持积极的生活态度具有至关重要的作用。

　　尽管透析治疗为末期肾病患者延续了生命，但它也要求患者及其家庭成员在生活方式、心理健康和社会交往方面做出相应的适应与调整。深入理解透析治疗对患者生活质量的全方位影响，对于在临床实践中推行全面、人性化的护理服务具有极其重要的意义。

三、血液透析的基本原理

（一）血液透析的基本流程

　　血液透析的基本操作流程涉及两个主要回路：血液回路和透析液回路（图4-4）。

　　1. **血液回路**　血液回路的功能是从患者体内安全抽取血液，经过透析处理后，再将血液回输至体内。该过程始于通过患者的动静脉通路（通常为手臂上的血管通路或中心静脉导管）将血液抽出。血液通过专门的血管管道进入血泵，血泵作为回路中的核心组件，负责维持血液的流速和压力，确保血液以适宜的速率流经透析器。在透析器内，血液穿流于数以千计的微小半透膜纤维中。这些纤维允许废物和多余水分通过其壁面被移除，同时保留血液中的红细胞、白细胞和营养成分。净化后的血液随后由血泵回输至患者体内，完成一个完整的循环。

　　2. **透析液回路**　透析液回路则负责透析液的制备与输送。透析液是一种专门配制的溶液，其成分旨在促进从血液中清除废物和多余水分。透析液通过透析机的配制系统制备，该系统按照预设比例混合A浓缩液、B浓缩液和反渗水。配制好的透析液被泵送至透析器，与血液回路中的血液在透析膜的两侧形成对流。透析液的流动方向通常与血液流动方向相反，这种逆流设计提升了透析效率，使得废物和多余水分能更有效地从血液转移到透析液中。经过使用后，携带废物的透析液被排出体外。

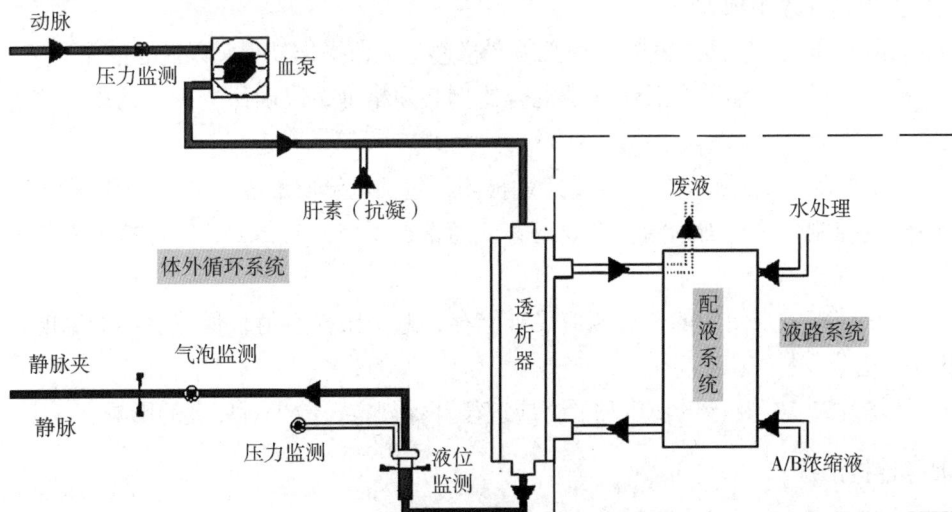

图 4-4　血液透析操作流程示意图

（二）血液透析的运输原理

血液透析机是用于执行血液透析治疗的关键医疗设备，其核心功能是通过血液回路和透析液回路的有效运作，实现血液的体外净化。血液透析治疗时，通过超滤原理给患者脱水，通过弥散原理清除小分子废物。通过对流清除中、大分子废物，膜的孔径应足够通过相应的分子，对流的液体量要求足够大。

（三）血液透析液的成分

透析液是一种特殊的溶液，其成分设计用于在血液透析过程中模拟肾脏的部分功能，即清除血液中的废物和多余水分，同时维持电解质和酸碱平衡。透析液的成分如表4-1所示。

表4-1　透析液成分表

类别	具体成分	功能
电解质	钠（Na^+）	是透析液中的主要阳离子，通常浓度与血液相似，以维持电解质平衡
	钾（K^+）	浓度通常低于血液中的水平，以帮助移除过多的钾
	钙（Ca^{2+}）	透析液中的钙浓度有助于维持正常的血钙水平
	镁（Mg^{2+}）	通常浓度较低，以帮助调节血镁水平
	氯（Cl^-）	作为主要的阴离子，与钠共同维持电解质平衡
缓冲剂	碳酸氢盐（HCO_3^-）	用于调节透析液的酸碱度，维持血液的pH值
	乳酸盐	某些透析液中使用乳酸盐作为缓冲剂，但不是所有患者都适用
葡萄糖	葡萄糖或葡萄糖当量	用于维持透析液中的渗透压，帮助从血液中移除多余的水分
水	去离子水	作为透析液的溶剂，必须经过特殊处理以去除杂质和微生物

透析液通常分为A浓缩液和B浓缩液，这两种浓缩液在透析机中按一定比例混合后，与反渗水结合，制备成最终的透析液。A浓缩液一般为$NaCl$、KCl、$CaCl_2$、$MgCl_2$、冰醋酸；B浓缩液一般为$NaHCO_3$（$NaCl$），配制的比例根据配方的不同而各异。

透析液配制注意事项如下。

（1）无菌操作　配制透析液的过程必须严格遵守无菌操作规程，以防止感染。

（2）精确计量　浓缩液和反渗水的混合比例必须精确，以确保透析液的成分符合患者的治疗需求。

（3）质量控制　透析液的质量需要定期检测，包括电解质浓度、pH值、渗透压等。

（4）温度控制　透析液的温度需要适宜，通常在35.5～37.5℃，以保持患者的舒适和安全性。

（5）安全储存　未使用的透析液应妥善储存，避免阳光直射，保持适当的温度，以防成分发生变化。

（6）环境友好　透析液的使用和处置应遵循环保规定，减少对环境的影响。

（四）透析治疗

1. 血透室布局　血透室作为执行透析治疗的关键场所，其设施配置需满足治疗需求及确保患者安全。血透室的标配设施主要包括以下几项：体重秤、水处理系统、透析机、透析床（椅）、相关耗材。

2. 常用的治疗模式　透析治疗模式多样，根据患者的具体情况和治疗需求选择适当的模式。以下为几种常见的治疗模式：血液透析（HD）、血液透析滤过（HDF）、血液滤过（HF）、单超SPD。治疗操作流程规范如下：开机自检→预冲管路→引血建立血管通路→开始透析治疗→治疗结束回血→机器消毒及日常保养。

3. 其他相关问题　透析治疗的顺利开展还需考虑多个相关因素，包括几个重要方面：①血管通路：作为透析患者的"生命线"，其建立和维护是治疗成功的关键。通路类型包括动静脉内瘘、中心静脉导管等。②穿刺针：选择适合患者血管条件的穿刺针，确保足够的血流量，同时减少并发症风险。③抗凝剂的使用：为防止透析过程中血液凝固，需使用抗凝剂。常用的抗凝剂包括普通肝素、低分子肝素、枸橼酸钠等。抗凝剂的选择需根据患者的出血风险和治疗需求个体化调整。

📖 **知识拓展**

透析前沿技术

1. 血液净化新技术

（1）连续性血液净化（CBP）　采用连续性血液净化技术，能够更有效地清除中大分子物质，适用于危重症患者。

（2）高通量透析　使用高通量透析器，可以更有效地清除毒素和过多的水分，同时保留更多的营养物质。

2. 个性化治疗

（1）个体化透析处方　根据患者的具体生理和生化指标，如体重、身高、肌酐清除率等，制定个性化的透析处方，以提高治疗效果。

（2）药物浓度监测　通过监测患者血液中的药物浓度，如肝素、碳酸氢钠等，可以更精确地调整药物剂量，减少药物副作用。

3. 远程监控和智能透析

（1）远程透析监控系统　利用远程监控技术，医护人员可以实时监测患者的生命体征和透析参数，及时调整治疗方案。

（2）智能透析系统　集成人工智能算法的透析系统可以自动调整透析参数，提高治疗的智能化水平。

4. 生物材料和纳米技术

（1）新型透析膜材料　研发具有更高生物相容性和过滤性能的透析膜材料，以减少透析过程中的炎症反应和并发症。

（2）纳米药物递送系统　利用纳米技术，将药物载入透析膜中，实现对特定毒素的靶向清除。

5.血管通路管理

（1）新型血管通路装置　研发更安全、更有效的血管通路装置，如植入式血管通路、人工血管等，以提高透析治疗的长期效果。

（2）血管通路评估和维护技术　使用先进的成像技术和血管评估工具，对血管通路进行定期监测和维护，减少并发症。

知识点2　血液透析机的结构和透析系统的工作原理

一、血液透析机的结构

血液透析机是一种高度集成的医疗设备，由体外循环系统（血路部分）、透析液供给系统以及精密的控制监测电路构成。该设备能够接收并执行操作指令，精确调控透析液供给系统及体外循环系统的各种参数，确保透析过程的连续性和安全性。

其中，血路部分有：血泵、肝素泵、空气检测器、动静脉保护夹、动静脉压力传感器，如图4-5所示。透析液部分有：供水控制系统、加热系统、除气系统、透析液配制系统、流量控制系统、超滤系统、漏血检测系统、消毒液注入系统。血液透析机的工作模型如图4-6所示。

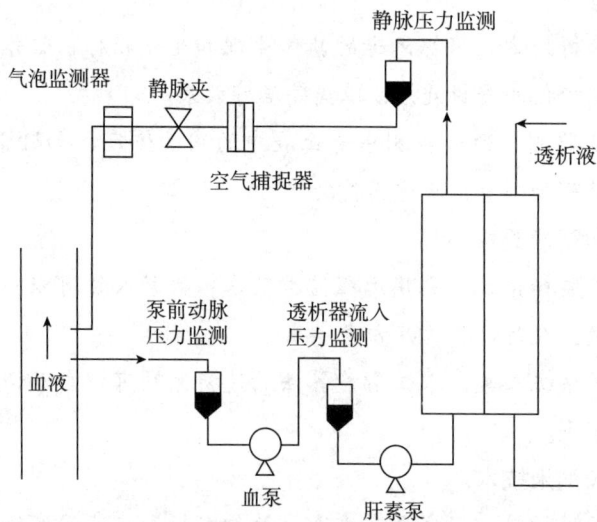

图4-5　血路部分

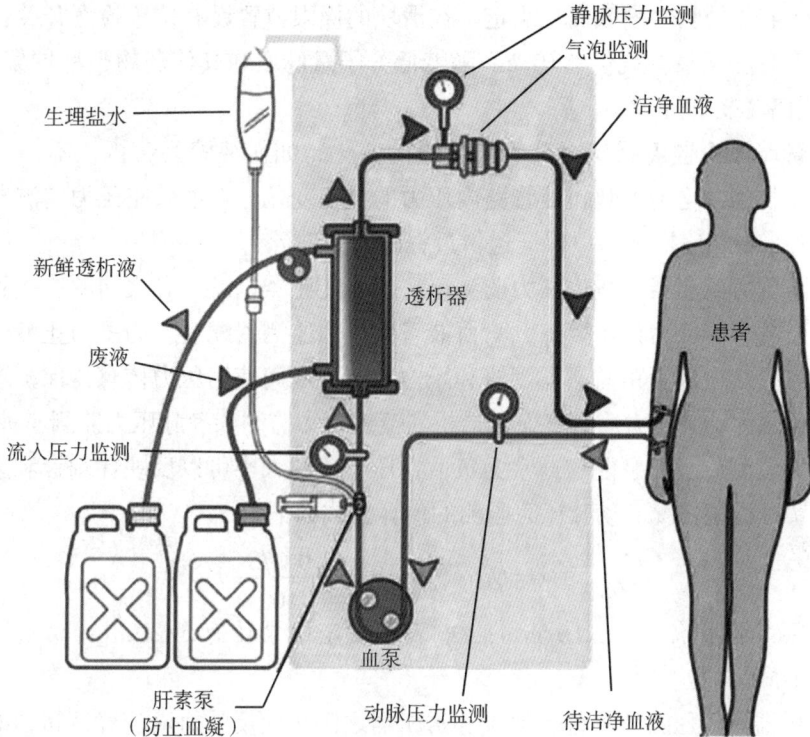

图 4-6　血液透析机的工作模型

二、透析系统的组成及工作原理

（一）体外循环系统

体外循环系统在血液透析机中扮演着至关重要的角色，其作用是将患者的血液安全地从体内引出，经过透析器过滤后，再安全地回输至体内。这一过程主要由血泵驱动完成，并通过相关的压力监测装置和气泡监测装置确保安全。

1. 血泵　血泵的主要功能是抽动血液引出患者体外，经过透析器过滤后返回患者体内，并保持稳定的血液流量。目前常用的血泵类型为蠕动式血泵，通过滚轮挤压血液管路以驱动内部血液的流动。在国内血液透析过程中，血泵流量通常设定在 200～300ml/min，精确度为 ±10%。血泵流量精度的定期校正对于确保透析治疗的效果和患者的安全至关重要。血泵前后压力、滚轮间隙以及血液管路的弹性都会影响血泵流量，因此需要定期检查和调整这些参数。

2. 肝素泵　在透析治疗过程中，肝素泵持续向血液管路中注射肝素抗凝剂，以防止血液在体外循环过程中凝固。肝素泵的注入管线一般连接在血泵和透析器之间的动脉血液管路中。肝素泵实际上是一种推注泵，通常需要安装 10ml、20ml 或 30ml 的注射器。

肝素泵利用螺杆与推注滑块的设计，将电机的转动转化为轴向的推动，进而推动滑块的移动。螺杆上的螺距用于计算肝素泵的滑块轴向移动距离，而肝素的推注量则由滑块的移动距离与注射器的腔内横截面积决定。在滑块的极限位置设有位置检测开关，以避免注射器推注到底时肝素泵电机仍然转动。随着低分子量肝素和其他药物类型抗凝剂的应用，肝素泵的使用率在逐渐下降。

3.血液管路压力监测器 血液管路情况的变化，如血液管路弯折、不畅、透析器凝血、管路接头脱落，均会引起血液管路内压力的异常变化。血液管路压力监测器可以及时发出警报，并采取相应措施，以保证透析过程的安全进行。

血液管路压力监测器一般由压力监测口、压力传感器以及二者之间的连接管组成。透析机的压力监测口一般为鲁尔接头，与血液管路压力监测器配套。为了防止液体或血液污染监测口，需要在血液管路监测器管线和压力监测口之间使用压力传感器保护罩。血液管路的压力监测分为动脉压力监测、血液透析器流入压力监测和静脉压力监测三种。

动脉压力监测位于血泵前，通常为负值，压力值的大小可以反映穿刺针和患者血管通路所提供的实际血流情况。动脉压力监测的计算公式如下：

$$Q_r=Q_{ba}\times\left(1-A_p\times-\frac{0.075}{100}\right)$$

式中 Q_r 表示实际血流量，ml / min；Q_{ba} 表示设定血泵转速，ml/min；A_p 表示动脉压，mmHg；-0.075是常数。

血液透析器流入压力监测位于血泵和透析器之间，它反映血液流经透析器时所受到的阻力，从而监测透析器内部的凝血情况。静脉压力监测位于透析器之后，用于测定静脉回流的阻力。它能够反映静脉壶、静脉穿刺针及患者静脉血管通路对静脉血流的阻力。静脉压力过高可能表明血液回流受阻，而静脉压力过低可能提示血流量不足、透析器堵塞或静脉血路管连接处有渗漏。

4.气泡监测器 空气栓塞是血液透析操作中最严重的并发症之一，其发生率约为1/2000。空气栓塞通常是由血液中的气泡引起的。临床常用的气泡监测器采用超声探测原理，将静脉壶或静脉管路置于超声发射和接收两个探头之间。当血液液面下降或有气泡进入静脉血路管时，接收器接收到的超声波强度降低，信号发生变化，并传输给计算机，机器随即发出气泡报警，同时血泵停转，静脉夹关闭，以防止气泡进入患者体内。气泡监测器通常位于静脉血液管路，部分透析机在动脉血液管路也增加了气泡监测器，以增加回血的安全性。

5.静脉夹 当气泡报警或血液管路出现特定报警时，静脉夹会自动夹闭静脉端血路管，阻断血液流动，防止不合格的血液通过静脉管路进入患者体内。静脉夹通常由阻流夹、驱动电机和弹簧组成。目前静脉夹的设计存在两种方式。

（1）通电阻断方式 正常治疗时，驱动电机不通电时，在弹簧的作用下阻流夹打开；报警时，驱动电机通电，电机驱动阻断夹克服弹簧的阻力夹闭管路。

（2）通电打开方式 驱动电机不通电时，在弹簧的作用下，阻流夹夹闭；正常治疗时，驱动电机通电，电机驱动阻流夹克服弹簧的阻力打开，血路管内血液正常流动。在整个透析治疗过程中，需要持续给驱动电机供电。

这两种不同设计的静脉夹，弹簧的作用方向相反，其安全性也有所区别。静脉夹的夹闭必须与血泵的停止配合，否则会在血路管的夹闭处产生巨大的压力。

（二）透析器

透析器是血液透析治疗中至关重要的部分，它作为血液和透析液进行物质交换的容器，是血液透析机的核心部件。目前，中空纤维透析器是最常见的类型，其内部含有数千条半透膜的中空纤维丝。血液从纤维丝的中空内部通过，而透析液在中空纤维丝外部流动，两者在中空纤维丝内外进行物质交换。透析液和血液在透析器内部呈逆向流动，这有助于建立物质交换的浓度梯度，从而提高弥散效率。透析器的结构如图4-7所示。

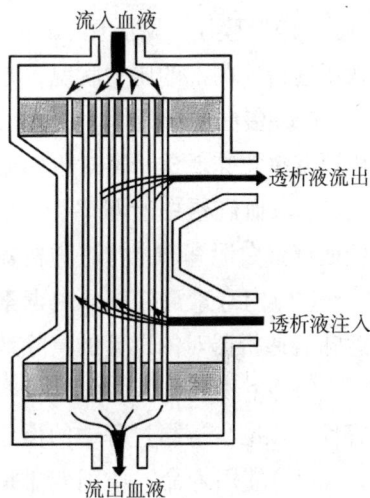

图4-7 中空纤维透析器结构示意图

1. **透析器的分类** 透析器的分类可以从多个角度进行。

（1）按膜的结构分类 ①平板型透析器：使用平板式透析膜，通常用于血液透析滤过（HDF）和血液透析滤过透析（HDFD）治疗。②中空纤维型透析器：使用中空纤维透析膜，是最常见的透析器类型，广泛应用于血液透析（HD）和连续性血液净化（CBP）治疗。

（2）按膜的材料分类 ①纤维膜透析器：使用纤维状的生物相容性材料，如聚砜、聚醚砜等。②合成膜透析器：使用合成材料，如聚丙烯腈、聚甲基丙烯酸甲酯等。

（3）按膜的孔径分类 ①低通量透析器：孔径较小，主要用于血液透析（HD）治疗。②中通量透析器：孔径适中，用于血液透析滤过（HDF）治疗。③高通量透析器：孔径较大，用于血液透析滤过透析（HDFD）治疗。

（4）按消毒的方法分类 ①环氧乙烷（ETO）消毒透析器：使用环氧乙烷进行消毒。②射线消毒透析器：使用紫外线或伽马射线进行消毒。③蒸汽消毒透析器：使用高温蒸汽进行消毒。

（5）按膜的面积分类 不同面积的透析器，如1.2平方米、1.4平方米、1.6平方米等，面积越大，透析效率越高。

（6）按使用方法分类 ①一次性使用的透析器：使用一次后即丢弃。②可重复使用的透析器：可以进行多次消毒和重复使用。

2. **透析器的性能** 评价透析器性能的参数主要包括膜面积、超滤系数、筛选系数等。这些参数决定了透析器的清除能力、对不同分子大小物质的筛选效率以及透析器的耐用性。

（1）膜面积 透析器的膜面积决定了单位时间内透析液与血液进行物质交换的表面积。膜面积越大，交换效率越高。

（2）超滤系数　超滤系数反映了透析器在单位时间内移除患者体内多余水分的效率。高超滤系数意味着透析器可以更有效地进行超滤。

（3）筛选系数　筛选系数是透析器对不同分子大小物质筛选的效率。筛选系数越高，透析器对小分子物质（如尿素、肌酐等）的清除能力越强。

（4）跨膜压　跨膜压（transmembrane pressure，TMP）是血液侧和透析液侧的压力差，反映了透析器内部的压力状况，是评估透析器工作状态的重要指标。

（5）蛋白质泄漏率　蛋白质泄漏率是指透析过程中从透析器漏出的蛋白质量。低蛋白质泄漏率意味着透析器对蛋白质的保护效果更好。

（6）血红蛋白泄漏率　血红蛋白泄漏率是指透析过程中从透析器漏出的血红蛋白量。低血红蛋白泄漏率意味着透析器对血红蛋白的保护效果更好。

（7）内毒素清除率　内毒素清除率是指透析器对内毒素的清除效率。高内毒素清除率意味着透析器对内毒素的清除效果更好。

（8）生物相容性　生物相容性是指透析器材料与人体组织相容的程度。良好的生物相容性可以减少透析过程中的炎症反应和并发症。

（9）使用寿命　使用寿命是评估透析器耐用性的一个重要指标。使用寿命越长，透析器的经济性越高。

（10）透析液流量　透析液流量是指透析液在透析器内的流速。适当的透析液流量可以提高物质交换的效率。

（11）透析液温度　适当的透析液温度可以减少患者的寒战反应，提高患者的舒适度。

（12）透析液压力　透析液压力是指透析液在透析器内的压力。适当的透析液压力可以保证透析液的流动性和物质交换的效率。

3. 透析器的选择　透析器是血液透析治疗中用于血液和透析液进行物质交换的装置。选择透析器时，需要综合考虑患者状况、膜材料、治疗模式、消毒方式、清除率、成本等因素。不同的患者可能需要不同类型的透析器，而治疗模式的选择也会影响透析器的选择。此外，透析器的成本也是一个重要因素，需要根据患者的经济状况和治疗需求进行权衡。

（三）透析液供给系统

透析液供给系统是血液透析机中的关键组成部分，负责制备温度适宜、浓度合格的透析液，并以设定的流量供给透析器。透析液与透析器内的患者血液通过透析膜发生弥散、对流等过程，同时超滤系统以合适的速度清除患者体内多余的水分。不同透析机厂家对透析液供给系统的设计各有特点，但其系统组成大致相同。

透析液供给系统主要由以下部分组成：反渗水减压模块、温度控制模块、除气模块、透析液配比模块、超滤控制模块、旁路模块、透析液过滤模块、漏血等安全监视模块及清洗消毒模块。

1. 反渗水减压模块　反渗水减压模块一般由减压阀、压力传感器、电磁阀构成。它的作用是将反渗水管道输送的压力较高的反渗水降至符合透析机工作的水压。这样可以防止较大压力的反渗水对透析机内部零配件造成损坏。

2. 温度控制模块 温度控制系统通常由加热器、温度传感器、热交换器以及温度控制电路构成。它的作用是将反渗水加热至所需温度，以补偿治疗时患者血液的热量损失，避免引起并发症。

3. 除气模块 现在的透析机采用负压的方式进行除气，一般由除气泵、限流阀、气泡分离室组成。限流阀安装在除气泵前，配合除气泵形成负压，水中的气泡在负压作用下被分离出来，被气泡分离室收集排除掉。反渗水中的气泡会对温度的控制、透析液的配比、超滤的精度以及漏血的监测等产生影响，气泡还可能通过透析器的半透膜进入患者血液，形成空气栓塞，对患者治疗安全造成影响。

4. 透析液的配比模块 透析液成分与人体的血液离子成分相似，透析液配比模块分别由两个浓缩液泵、混合室、电导率传感器以及控制电路等组成。两个浓缩液泵分别为酸性浓缩液（A浓缩液）泵和碳酸氢盐浓缩液（B浓缩液）泵。A浓缩液主要成分为钠离子、钾离子、钙离子、镁离子、氯离子和葡萄糖（可选），同时还含有少量醋酸根或枸橼酸根，B浓缩液含有钠离子、碳酸氢根离子和氯离子（可选）。

血液透析机使用加温、除气后的反渗水，与两个浓缩液泵以一定比例吸入的A、B浓缩液，在混合室内配比成所需浓度的透析液，然后用电导率传感器来监测，并供给透析器。使用中央供透析液系统时，透析液配比模块将不体现在透析机上。

5. 超滤控制模块 超滤控制模块在血液透析机中扮演着关键角色，其负责清除患者体内多余的水分，这是许多血液透析患者无法自行完成的过程。有效的超滤控制有助于避免水钠潴留和心力衰竭等并发症的发生。

现代透析机的超滤控制模块主要采用容量控制方式，由透析液容量平衡系统与超滤系统组成。容量控制允许使用者直接设定超滤量，透析机在确保透析器出入液体平衡的情况下，由超滤系统按照设定的值自动进行超滤。超滤的精度受到容量平衡系统精度和超滤系统精度的影响。

超滤平衡系统有五种常见形式：平衡腔系列、硅油泵系列、复式泵系列、差分质量流量计系列以及电磁流量计系列。

（1）平衡腔系列 平衡腔系列通过平衡腔和超滤泵实现。系统由2个平衡腔和8个电磁阀组成，如图4-8所示，每个腔室由弹力膜片分为新鲜透析液室和透析废液室两个腔室，每个腔室有两个电磁阀。新鲜透析液进入左腔室后，液体压力作用于弹力膜片，右侧腔室的电磁阀打开，排除等量的透析废液，新鲜透析液充满整个平衡腔。透析废液进入右侧腔室，压力作用于弹力膜片，在电磁阀的配合下，将等量的新鲜透析液推入透析器。两个平衡腔交替工作，确保新鲜透析液流入透析器以及废液的流出。流入和流出平衡腔的透析液量相同，超滤泵所超滤出来的液体实际为患者血液中的超滤量。

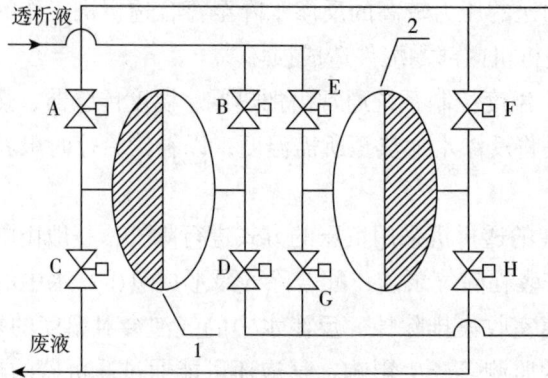

图 4-8　平衡腔工作原理示意图

1, 2.平衡腔；A ~ H.电磁阀

（2）硅油泵系列　硅油泵超滤系统由硅油泵和硅油腔组成，硅油腔分为硅油房、新鲜透析液房和废液房三个部分。透析机中有两套独立的硅油泵和硅油腔，分别处于透析液配比状态和超滤状态。当其中一个硅油腔进行透析液配比时，另一个硅油腔向透析器供液和超滤。透析液配液时，硅油泵通过从硅油房中吸出硅油，随即吸入浓缩液进行配比。由于硅油腔容积是固定值，供水流量也为固定值，所以硅油腔填充时间也为固定值，配液完成后，压力开关状态为"开"。当流量感应开关和压力开关的状态都为"开"时，两个硅油腔切换供液状态。当进行超滤时，硅油泵从硅油房中吸出定量的硅油，实现超滤目标。

（3）复式泵系列　复式泵超滤系统主要由复式泵和超滤泵组成。复式泵是具有两个相同容积腔室的柱塞泵。电机的转动带动陶瓷柱塞左右往复运动。一个腔室向透析器提供透析液，另一个腔室将透析液从透析器中排出。例如供液时复式泵腔体内柱塞向左移动，左侧腔体内的压力上升，压力迫使供液侧入口单向阀关闭，出口单向阀打开，向平衡系统提供新鲜透析液；右侧腔体内压力下降，在负压作用下，废液侧入口单向阀打开，出口单向阀关闭，透析液废液进入右侧腔体。排液时复式泵腔体内柱塞向右移动，左侧腔体内的压力下降，供液侧入口单向阀打开，出口单向阀关闭。右侧腔体内压力上升，在正压作用下，废液侧入口单向阀关闭，出口单向阀被正压顶开，透析液废液排出右侧腔体。

复式泵的每个腔室中部都配置了发信电极，在其每个出、入口都配置了受信电极，通过监测受信电极信号的电压值和切换频率对单向阀的开闭情况以及透析液流量进行监测。由于柱塞两侧横截面积相同，同一个柱塞左右两侧位移相同，因此两侧排量相同。

（4）差分质量流量计系列　差分质量流量计系列是基于科里奥利力原理设计的，这种原理指出当管道受到外加电磁场驱动时，会产生固定的频率，而流体在管道中受到的科里奥利力仅与其质量和运动速度有关。质量和运动速度的乘积即为需要测量的质量流量。

差分质量流量计由两根U形管组成，新鲜透析液从一根U形管进入透析器，废液从透析器进入另一根U形管，两根U形管的流向相反。在磁场驱动下，两根U形管进行固定频率的振动。当流体从一端流向另一端时，U形管内的科里奥利力使管中点前后两半段产生方向相反的扭曲，进而产生相位差。测量扭曲量即偏转角的大小，通过两个传感器分别记录进出端的相对位移振荡，就可以算出质量流量。通过信号处理，可以实现不间断的超滤量监测与计算。

📖 **知识拓展**

科里奥利力

$Fc=2m\Omega v\sin(\theta)$，$Fc$是科里奥利力，$m$是物体的质量，$\Omega$是地球的角速度，$v$是物体相对于地球表面的速度，$\theta$是物体运动方向与地球自转轴之间的夹角，对于地球上的某一特定纬度，这个角度等于90°减去该纬度。科里奥利力的大小不仅取决于物体的速度和质量，还取决于物体所在的纬度［通过$\sin(\theta)$表示］。纬度越高（接近两极），$\sin(\theta)$的值越大，科里奥利力也就越大；在赤道（纬度为0），$\sin(\theta)$为0，科里奥利力也为0。这解释了为什么科里奥利力在赤道几乎没有影响，而在高纬度地区影响显著。

（5）电磁流量计系列 电磁流量计超滤控制系统由电磁流量计、流量泵及负压泵组成。它是基于法拉第电磁感应定律来测量液体流速。液体垂直于磁力线穿过电磁场，通过切割磁感线的机械运动将机械动能转化为电流，会在垂直于磁场和液体流向的方向产生一个电压。

超滤单元包括两个形状相同的管路，电流经过线圈时会产生电磁场。当透析液流经磁场时，它所在的管路会产生一个低电压。每条管路内都装有电极来测量电压，超滤单元固定了液体通过的截面大小、磁场空间的大小，因此电压与通过超滤单元的液体流速成正比。这个原始微弱的电压经过超滤测量单元自身的放大电路放大，得到一个与通过超滤单元液体的流量相对应的电压值，经过电路处理计算，从而得到流过超滤单元各个通道的准确流量。

如图4-9所示，超滤控制系统根据通道1检测流入透析器的透析液流量，通道2检测从透析器流出的透析废液流量，超滤率=通道2流量–通道1流量。根据测量到的超滤率反馈控制负压泵转速，使实际超滤率达到理论超滤率。为了避免超滤单元两个通道的测量偏差导致超滤不准，机器在治疗过程中每30分钟测量偏差。

（6）旁路模块 透析机的旁路模块是一个重要的安全装置，由多个电磁阀和监测部件组成。透析机为了确保透析过程的安全，设计了多种监测项目，包括透析液的温度、电导率、流量、压力以及漏血等。当透析机监测到这些项目出现异常时，旁路模块能够迅速将透析机水路与患者血液分离开，以防止对患者造成潜在的伤害。

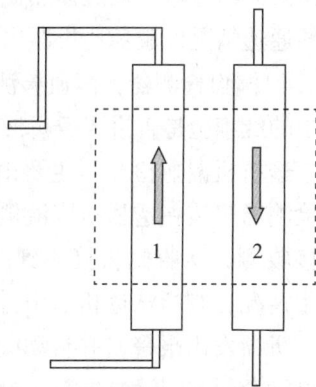

图4-9 电磁流量计超滤系统示意图

在正常透析过程中，透析液流经透析器，通过透析膜与患者血液进行物质交换，同时透析机提供负压以进行超滤。然而，一旦透析机检测到水路异常，旁路模块会通过切换旁路电磁阀，使透析机进入旁路状态。在这种状态下，透析液不再流经透析器，水路压力也无法传递给透析器，从而确保了患者的安全。

（7）透析液过滤模块　透析液过滤模块是血液透析机中确保透析液质量的关键部分，它通过使用空心纤维膜的过滤作用，有效清除透析液中的内毒素、微生物和不溶性微粒。在临床实践中，透析液过滤器还有一个常用称呼，即内毒素过滤器（endotoxin retentive filter，ETRF）。透析液过滤模块通常由ETRF和安装支架组成。ETRF膜的性质、使用环境、使用时间等因素都会直接影响其过滤性能。如果使用不当，ETRF反而可能成为污染源。因此，必须对ETRF严格管理，以确保透析液的纯净度，从而保障患者的治疗安全。

（8）安全监视模块　安全监视模块是血液透析机中的一个重要组成部分，它负责对透析液的电导率、温度、压力以及漏血情况等进行实时监测，以确保透析过程的安全性和有效性。

1）电导率监测：透析液制备完成后，电导率的监测至关重要。透析机的电导率初始设置值通常为14ms/cm，治疗时的正常范围是设定值的±5%。电导率的大小由透析液中的钠、钾、钙、氯和镁等离子浓度决定。电导率传感器用于监测透析液中总的电解质含量。传感器一般安装在透析液进入透析器之前。如果透析液的电导率不符合要求，透析机将自动打开旁路电磁阀，将不合格的透析液排入废液系统。

2）温度监测：透析液的温度初始值一般设为37℃，治疗时温度波动应在设定值±1℃。温度过高（超过42℃）可能导致患者出现溶血现象；温度过低（低于35℃）则可能引起患者寒战。透析机使用热敏元件来监测透析液的温度，并反馈控制加热器的工作，以维持透析液温度在一个恒定的范围内。当监测到透析液温度异常时，机器会发出警报，并打开旁路电磁阀，将透析液排至废液。

3）透析液压力监测：透析液负压是超滤系统进行超滤的关键。透析液压力由压力传感器监测。治疗时，通过监测血液侧和透析液侧的压力差值（跨膜压TMP），可以判断透析器膜的通透情况，避免透析器出现凝血或破膜。

4）漏血检测器：漏血检测器用于监测透析器是否发生了破膜或漏血的情况，以判断血液中的红细胞是否进入透析液中。

透析机漏血检测器主要由发射光源、接收部分、监测管路及光–电转换电路组成。漏血检测器安装在透析机废液侧管路。传感器的发光侧发出光源，光源经过管路中的液体到达接收侧，接收侧将接收到的光源转换为电压信号。透析机根据漏血检测器电压信号的变化情况，判断从透析器中排放出来的液体中是否有血液。若透析液中混有血液，电压衰减，机器发出报警，并自动关闭血泵，以防止血液进一步流失。透析液中的空气或一些物质可能会引起假漏血报警现象，漏血传感器通过电压变化可以区分真假漏血。

（9）清洗消毒模块　清洗消毒模块是血液透析机的一个重要组成部分，用于在透析结束后或开始前对透析机进行彻底的清洗和消毒，以确保设备的安全性和患者的治疗安全。透析机的清洗消毒通常通过消毒液注入系统实现，该系统能够吸入消毒液并按照预设的程序对透析机内部进行消毒。根据消毒液的种类，透析机的清洗消毒方法有多种选择。透析机常用的清洗消毒方法主要包括以下两种。

1）化学消毒：常用的化学消毒剂包括次氯酸钠和过氧乙酸。这些消毒剂具有强大的杀菌能力，能够有效杀灭透析机内部的细菌和病毒，防止交叉感染。

2）热水化学消毒：这种消毒方法使用枸橼酸作为消毒剂。枸橼酸具有温和的杀菌作用，同时能够去除透析机内部的水垢和有机物。热水化学消毒通常在透析机内部形成高温环境，进一步强化消毒效果。

在进行清洗消毒时，应严格按照操作规程进行，确保消毒液的浓度、温度和消毒时间等参数符合要求。此外，应定期对清洗消毒模块进行维护和检查，以确保其正常运行和消毒效果。

（四）微电脑处理系统

透析机作为一种高度集成的医疗设备，融合了机械和电子技术的先进成果。其核心的微电脑处理系统承担着多种关键功能：使用前检测，确保所有部件和系统正常工作；零部件自检，确保血泵、透析液泵、温度控制装置等精密部件性能稳定；治疗时安全监测，持续监测患者生命体征、透析液成分、透析膜压差等关键参数，并在发现异常时及时发出警报；自动调整透析参数，如血流量、透析液流速等，以达到最佳治疗效果；记录治疗过程中的重要数据，并生成详细的报告，为医护人员提供治疗决策的依据；故障诊断和维护提示，帮助技术人员及时解决问题。通过微电脑处理系统的应用，透析机实现了自动化和智能化，提高了透析治疗的安全性和效率，这对于保障患者治疗效果和医护人员的工作效率具有重要意义。

（五）附加组件

透析机配备了一系列附加组件，以增强治疗的安全性和舒适性，并提高透析质量。

1. 患者监测系统

（1）血压计（BPM）　监测患者的动脉血压，并在发现低血压时自动停止超滤泵，以防止血压进一步下降。

（2）血容量计（BVM）　通过监测血液管路的变化，推算患者的血容量变化，并根据血容量反馈调节超滤泵和透析液的电导率，以减少低血压的发生，提升治疗舒适性。

（3）血液温度监测仪（BTM）　无创监测动脉和静脉血液温度，反馈调节透析液温度，维持患者的热能平衡和体温稳定。

（4）在线清除率监测　实时监测透析过程中尿素的清除情况，为医生调整透析处方提供依据。

2. 体外循环血液管路　
体外循环血液管路为一次性无菌医用耗材，血液管路由两部分组成：血液从患者体内引出至透析器流经的管路称为动脉管路；血液从透析器返回到患者体内流经的管路称为静脉管路。

（1）动脉管路

1）动脉壶：用于收集从患者体内引出的血液。

2）动脉压力监测器：用于监测动脉管路中的压力变化，确保血液流动的稳定性。

3）血泵泵管：连接动脉壶和透析器，由血泵驱动血液流动。

4）肝素注入管线：在透析过程中，通过此管线向血液中注入肝素，以防止血液凝固。

5）滤器前壶：用于收集血液在透析器前的血液样本，以监测血液中的成分。

6）血液透析器流入口压力监测器：用于监测血液进入透析器时的压力，确保透析器正常工作。

（2）静脉管路

1）静脉压力监测器：用于监测静脉管路中的压力变化，确保血液流动的稳定性。

2）静脉壶：用于收集透析器返回到患者体内的血液。

3. 水处理设备　从城市自来水或其他水源取水，经过预处理、反渗透装置等步骤，去除离子、微粒、病毒、内毒素等物质，确保水质达到透析用水的标准。

预处理部分包括多介质过滤器、活性炭过滤器、软化器等，反渗透装置主要由一、二级反渗透系统组成，如图4-10所示。水处理设备主要是利用反渗透原理对水进行净化，因此透析用水也常被称为反渗水。

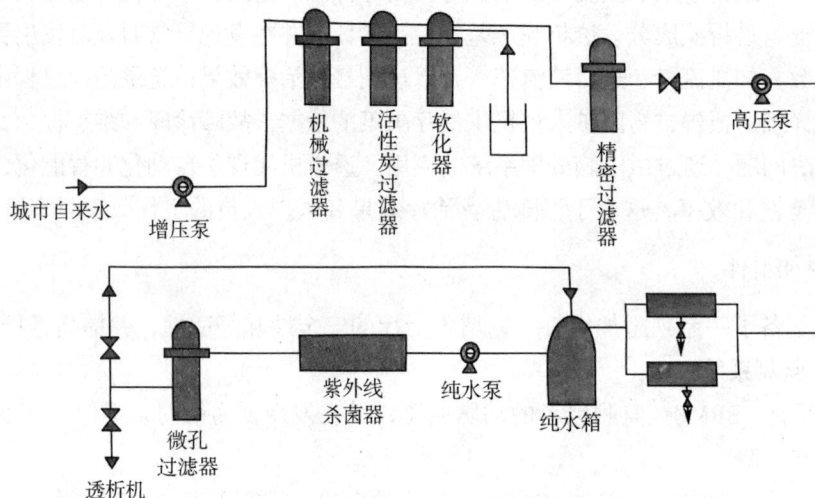

图4-10　水处理设备的构成

知识点3　血液透析机使用操作与维护

一、透析机的使用操作

随着医疗技术的不断进步，血液透析机品牌和型号日益多样化，每款设备都具有独特的功能和操作特性。为了确保血液透析过程的顺利进行，以下以血液透析为例，详细探讨市面上常用的操作方法。

1. 物品准备　准备血液透析器、透析管路、透析浓缩液等，并核对物品包装完好，确认A、B浓缩液浓度正确，以及所使用的物品均在有效期内。

2.**机器自检**　透析机自检由机器软件程序自动执行，包括水路密闭性测试和各模块功能自检。部分设备还包括血液管路密闭性测试。开机后，机器将进行一系列软件系统检查，包括硬件连接、软件设置、电源供应等。通过自检后，机器将进入水路部分测试，该测试会对机器水路管进行完整测试，包括水路配管密闭性、透析液过滤器测试、浓缩液配比、各种泵和电磁阀测试、平衡系统测试以及漏血测试等。

许多设备允许操作者查阅自检步骤和进程，如果出现报错，可以通过维修界面进行自检进程及报错查询。自检通过后，透析机会发出提示音，告知操作者可以进行下一步操作。

3.**安装管路**　透析治疗的准备工作中，管路的安装是一个关键步骤。首先，需要安装透析器，确保静脉端朝上，然后按照血液流动的方向依次安装动脉血液管路（通常标记为红色）和静脉血液管路（通常标记为蓝色）。此外，还需连接盐水袋和废液袋。对于进行血液透析滤过治疗的患者，还需安装补液管路。

4.**预充/血液管路密闭性测试**　管路安装完成后，根据治疗要求打开管路上的部分夹子，开始预充/血液管路密闭性测试（BM test）。预充包括血液管路预充和透析器膜外预充两个部分。在部分透析机中，预充过程中可能需要进行特殊操作。启动机器上的预冲按钮，按照机器提示打开血泵，开始血液管路的预充。预充/血液管路密闭性测试结束后，机器将自动进入膜清洗阶段。同时，机器会通过灯光或报警音提示操作者可以进入治疗操作。

5.**设置透析参数**　在触摸机器窗口内的透析处方图标后，进入参数设置界面。常用的参数设置包括超滤量、超滤速度、肝素量、温度、透析液浓度和治疗时间等。这些参数的设置一般在机器预冲/血液管路密闭性测试的同时进行，以确保治疗流程的连续性和准确性。

6.**治疗开始**　完成透析参数的设置后，退出参数设置界面，机器将进入透析治疗状态。对患者进行穿刺或导管消毒后，连接患者，并打开血泵，以不超过100ml/min的血流量开始引血。当静脉管路可以与患者连接时，关闭血泵，连接患者静脉血路，再次打开血泵，持续2~3分钟。如果机器未发出报警提示，根据患者情况调整血流量。按下"治疗"按键后，机器开始执行血液透析治疗。治疗过程中，可以根据患者的实时需要随时调整透析参数。同时，操作者需要实时监控血压、心率、血流速度、透析液流速、温度和压力等关键参数，并做好记录。如遇到任何异常情况或患者不适，应立即采取措施，必要时中断透析，并寻求医生指导。

7.**治疗结束/回血下机**　治疗结束后，机器将自动进入回血工作状态。首先关闭血泵，然后将动脉管路血泵前侧支连接生理盐水，检查连接处是否有血栓。如果没有血栓，先进行血泵前管路回血；如果有血栓，应先处理血栓。然后调整血流量不超过100ml/min，打开血泵，利用盐水灌注进行血液管路及透析器的回血操作。待静脉管路中的血液全部回到患者血管时，关闭血泵，断开患者与动静脉血液管路和机器的连接，并记录治疗参数。拆除所有管路后，治疗过程结束。

8.透析机消毒　每次透析结束后，如果透析机外部没有肉眼可见的污染，应使用500mg/L的含氯消毒剂对透析机外部进行擦拭消毒。如果透析机受到血液污染，应立即用一次性消毒巾蘸取浓度为1500mg/L的含氯消毒剂擦拭去除血迹，再用500mg/L的含氯消毒剂擦拭机器外部。每日透析结束时，应对机器内部管路进行消毒。具体消毒方法可以参考不同透析机的出厂说明。透析过程中如发生破膜、传感器渗漏，在透析结束时应立即对机器进行消毒，消毒后的机器方可再次使用。

📖 **知识拓展**

自动化透析机

自动化技术快速进展，以DFAS智能辅助系统为代表，显著优化治疗流程。该系统通过NFC患者卡实现治疗参数的快速设定，自动完成关键步骤如预充、引血及回血，大幅减轻医护人员工作负担。与血液净化电子病历系统整合，实时更新治疗参数，降低耗材使用和交叉感染风险。这些创新使医护人员能更专注于患者护理，推动血液透析治疗向更高效、安全方向发展。

二、透析机的维护

1.日常维护　透析机的日常维护对于保障其正常运行和延长使用寿命至关重要。首先，需要定期检查透析机使用环境，包括温度、湿度、供水和供电，确保这些参数符合制造商的要求，并保持在合理范围内。此外，检查机器的外观是否完好，标识铭牌等是否清晰可见，以及内部配管的状态是否完好，无渗漏。

每日对透析机表面进行清洁，使用指定的消毒剂，操作过程中尽量使用专用抹布，以防止交叉感染。在擦拭时，应注意不可使用太湿、太硬的抹布，以防对机器传感器或屏幕造成损伤。按照制造商的指导手册执行定期的内部消毒程序，以清除透析机内部透析液残留，避免发生微生物污染。

2.定期维护　定期维护包括易损件的更换、定期检修和系统校正。这些维护工作应遵循制造商的技术要求。首先，定期更换易损件，检查耗材并更换所需耗材，确保它们未超过使用期限，没有损坏或堵塞。其次，按制造商推荐的时间表，对透析机进行全面技术检修，包括检查内部电路和水路配管机械部件。

此外，定期进行透析机的性能检查，包括血泵流速、压力监测系统、温度控制各个泵等，确保其正常运行。定期对透析机的监测系统进行校准，以确保数据的准确性，确保透析机所有功能正常。所有耗材更换和检查完成后都应做好记录，以便日后查询和追溯。

三、透析机的常见故障及排除

透析机报警系统是一个关键的安全机制，用于监测和响应各种潜在的风险，确保患者治疗的安全性和有效性。透析机的报警主要分为三类：血液管路报警、水路配管机械部件故障以及血液透析机相关电路及软件报警。其中，电路及软件报警相对较少。

1.血液管路报警　这类报警大多与操作相关，包括气泡报警、动静脉压力报警等。气泡报警可能是由于血液管路中混入了气泡，而动静脉压力报警可能是由于血液流动受阻或压力异常。

（1）气泡报警

故障原因：治疗过程中气泡监测器位置检测到气泡。

解决方法：①按蜂鸣停止键，停止报警音。②用夹子夹住血液管路气泡监测器下部至患者静脉管路，以防处理过程中气泡继续流动。③打开气泡监测器的盖子，从静脉侧滴注腔排除后，盖上盖子。④确认针头、生理盐水管夹子没有松动，管路无漏气情况。⑤有必要时，请更改静脉侧滴注腔的液面位置。⑥卸下夹在气泡监测器装载部出口的夹子。⑦确保完全解除故障后解除报警，重新开始治疗。如多次发生相同报警建议检查气泡监测器电压，必要时使用除过气的水进行调整动作。

（2）静脉压力报警

故障原因：治疗中机器的监测值超过设定的报警范围。

解决方法：①按蜂鸣停止键，停止报警音；②检查穿刺点或导管连接位置是否有脱出或堵塞情况；③检查血路管是否有破损，打折或连接处是否存在漏气情况；④检查疏水性过滤器是否有浸湿渗血情况，⑤检查报警限是否设置正确；⑥检查血路管是否有血栓或异物堵塞；⑦检查静脉压力监测器是否准确，确保问题完全被解决后按报警服务，返回治疗。如果是静脉压力监测器偏移，应使用第三方压力表进行校正。如果多次校正无效，怀疑静脉压力监测器故障，建议更换新的压力监测器。

2.水路配管机械部件故障　这类故障大多来自易损件的磨损，如温度报警可能是由于水路温度异常，流量报警可能是由于水路流量不足或过大，透析液浓度报警可能是由于透析液成分不正确。

（1）温度报警

故障原因：治疗过程中透析液温度超过报警限，或自检消毒过程中水温过高、过低。

解决方法：①按蜂鸣停止键，停止报警音。②检查温度设定是否正确；③检查机器配管是否有泄露；④检查供水、供电是否有异常，供水或供电异常一般会引起多台设备报警；⑤检查加热棒、温度传感器是否正常。必要时使用第三方温度计或专用校正工具对温度传感器进行校正。

（2）透析液电导率异常

故障原因：透析液浓度超过设定范围。

解决方法：①按蜂鸣停止键，停止报警音。②查看浓缩液有无异常，有无结晶或气泡；③检查吸液管路是否打折或漏气；④检查浓缩液吸入泵是否运转正常，相关阀是否可以正常开闭；⑤检查透析机流量，如果设备流量偏低或偏高均会造成浓度不稳；⑥检查机器浓度电极是否有松动或异物；⑦检查温度补偿传感器是否正常；必要时使用电导度计调整浓度电极并抽样化验确认。

当透析机发生相关报警时，会发出报警音，并且相关指示灯会闪烁，以引起医护人员的注意。目前，大多数透析机会显示报警信息，并显示相应的提示性对策。

当发生血液管路部分报警时，透析机会自动停止血泵并关闭超滤，以防止进一步的风险。当发生与透析机水路相关的报警时，透析机会停止超滤、停止透析液供给和停止加温。无论发生何种报警，透析机都会采取一系列保护性措施，以保障患者的安全。

在处理报警时，首先应消除报警音，以降低患者的紧张情绪。然后，从外部环境、耗材到机器传感器进行全面检查，分析故障原因，并采取相应的解决措施。在解决报警时，应确保不会引发次生危害，只有在完全解除故障后，方可继续治疗。

目前，许多透析机允许在机器装置参数界面随时查看机器的运转参数。通过查看机器保护/控制侧的不同传感器，可以更快地判断故障，并采取相应的措施。

实 训

【实训目标】

1. 掌握透析机的安装过程，透析机的核心组件及其功能，理解超滤控制和透析过程的基本原理。

2. 熟悉操作及故障处理，熟练执行血液透析机的操作流程，有效识别并处理透析过程中可能出现的故障。

3. 了解血液透析机安装中应注意的事项、各部件的功能检查内容。

【实训项目】

本次实训有两个项目，学生可以选择完成，可以选择书中提供的实训项目，也可以依托其他企业项目，或学生、教师的创业项目。

实训一：血液透析机的安装与调试。熟悉血液透析机安装过程，了解安装中应注意的事项。熟悉调试过程，了解各部件的功能检查内容。

实训二：血液透析机的日常维护与故障维修。学习血液透析机的日常维护及常见故障排除方法，了解透析机质量控制。

【实训步骤】

1. **理论讲解** 教师介绍血液透析机的基本结构和工作原理。讲解安装过程中的安全事项和关键步骤。

2. **安装准备** 学生分组，每组配备一套血液透析机。检查所有配件是否齐全，包括透析器、管路、监测设备等。

3. **实际操作** 按照说明书或操作手册，学生分组进行血液透析机的安装。注意事项：确保所有连接处紧密，无泄漏；遵循无菌操作原则。

4. **功能检查** 教师指导学生进行各部件的功能检查，包括血泵、液泵、监测系统等。学生记录检查结果，确保所有部件正常工作。

5. **问题讨论** 学生提出安装和调试过程中遇到的问题。教师解答并提供解决方案。

6. **总结反馈** 教师总结安装和调试的关键点。学生填写实训报告，包括安装步骤、遇到的问题及解决方案。

【实训资料】

血液透析机作为现代医学中治疗肾功能衰竭的重要设备，其发展历程同样是一部技术革新和人类智慧的结晶。20世纪40年代，随着第一台人工肾的诞生，血液透析技术开始进入临床应用。这台由荷兰医生Willem Kolff设计的旋转鼓式人工肾标志着血液透析技术的初步形成。20世纪50年代，随着对肾脏疾病的深入研究和透析技术的改进，血液透析机开始在临床上广泛应用。20世纪60年代，随着透析膜材料和透析液配方的改进，血液透析机的性能得到了显著提升，使得患者的生存率和生活质量得到了显著改善。20世纪70年代，随着计算机技术的应用，血液透析机开始向自动化和智能化方向发展。这一时期的血液透析机能够更加精确地控制透析参数，如血流量、透析液流量和温度等，为患者提供更为个性化的治疗方案。20世纪80年代，随着生物相容性材料的引入和透析技术的进一步发展，血液透析机的设计更加人性化，治疗过程中的并发症得到了更好的控制。同时，血液透析机的监测和报警系统也得到了加强，提高了治疗的安全性。进入21世纪，血液透析机的技术发展日新月异。现代血液透析机不仅能够提供基本的透析治疗，还具备了在线监测、数据记录、远程监控等功能，使得透析治疗更加高效和便捷。此外，随着家庭透析和便携式透析机的问世，患者在家中就能接受透析治疗，极大地提高了患者的生活质量。

我国血液透析机的发展历程同样是一部从模仿到创新、从起步到跨越的奋斗史。20世纪70年代末期，我国开始引进国外血液透析机技术，逐步建立起自己的血液透析治疗体系。80年代，随着国内医疗技术的不断发展，我国开始自主研发血液透析机，逐步减少对进口设备的依赖。90年代，随着我国医疗市场的进一步开放和医疗技术的进步，国产血液透析机在性能和质量上都有了显著提升，开始在国内市场上占据一席之地。进入21世纪，我国血液透析机技术向多功能、智能化方向快速发展，国产血液透析机在国际市场上的竞争力逐渐增强。

近年来，随着我国医疗健康产业的快速发展，血液透析机的需求量逐年增加。我国血液透析机制造商不断加大研发投入，推动技术创新，提高产品质量，使得国产血液透析机在全球市场上的份额逐步扩大。未来，我国血液透析机将继续朝着更高技术水平、更广泛市场应用的道路迈进，为全球患者提供更加优质的透析治疗服务。

实训一　血液透析机的安装与调试

任务1　血液透析机的安装

任务描述：对照安装步骤完成血液透析机的安装。

1. 开箱验货　打开包装，检查设备及配件是否齐全，有无损坏。阅读并遵循用户手册中的开箱指南。

2. 放置设备　将血液透析机放置在稳固的水平面上，确保设备稳定。确保设备周围有足够的空间，便于操作和维护。

3. 连接电源和水源　连接电源线，确保接地良好，防止漏电。连接水管，确保水源清洁，水压符合设备要求。

4. 安装透析器和管路　按照说明书或操作手册，正确安装透析器。连接透析管路，确保所有连接处紧密，无泄漏。

5. 检查系统完整性　进行系统自检，确保所有部件正常工作。检查管路是否有泄漏，透析器是否正确安装。

6. 预冲洗程序　进行预冲洗，以清除管路中的空气和可能的污染物质。确认透析液的流动和温度控制系统正常工作。

7. 功能测试　测试血泵、液泵、监测系统等关键部件的功能。确认所有监测参数（如压力、流量、温度）显示正确。

8. 安装后检查　确认所有安装步骤均已完成，设备准备就绪。记录安装过程中的任何问题，并及时解决。

任务2　呼吸机的调试

任务描述：调试过程和参数设置是确保透析治疗安全有效的关键步骤。同学们需要按照手册完成血液透析机的参数设置。

1. 调试前的准备

（1）环境检查　确保透析治疗区域干净、整洁，符合医疗设备操作标准。

（2）人员准备　确保操作人员已经接受过专业培训，熟悉血液透析机的结构、操作流程和安全规程。

（3）设备检查　确认血液透析机已正确安装，所有配件齐全且无损坏。

（4）患者评估　根据患者的病情和治疗需求，准备相应的透析治疗方案。

2.调试步骤

（1）开机自检　打开血液透析机，进行开机自检程序，确保所有系统正常运行。

（2）设置透析参数

·血流量（Qb）：根据患者的体重和病情设置合适的血流量，一般为200~300ml/min。

·透析液流量（Qd）　设置透析液流量，一般为500~800ml/min。

·透析时间：根据治疗计划设置透析时间，通常为3~5小时。

·温度：设置透析液的温度，一般为36~37°C。

（3）预冲管路　使用0.9%氯化钠溶液对管路进行预冲洗，以清除管路中的空气和可能的污染物质。

（4）测试压力和流量　检查动脉压、静脉压和跨膜压（TMP）是否在正常范围内。确认透析液的流量和压力符合设定值。

（5）设置透析模式　根据患者的病情选择透析模式，如常规透析、高通量透析等。

（6）监测系统校准　校准所有的监测系统，包括血压监测、温度监测等。

（7）报警系统测试　测试报警系统是否正常工作，包括压力报警、空气报警等。

（8）性能验证　进行性能验证，确保透析机的清除率和超滤性能符合要求。

3.参数设置

（1）透析液成分　根据患者的电解质水平和治疗需求，调整透析液中的钠、钾、钙、镁和碳酸氢盐等成分。

（2）超滤率　设置超滤率以控制患者的液体去除量，通常根据患者的体重和液体平衡需求进行调整。

（3）抗凝设置　根据患者的凝血状态和治疗需求，设置抗凝方案，如使用肝素或局部抗凝。

（4）个性化调整　根据患者的反馈和治疗反应，实时调整透析参数。

4.调试后的注意事项

（1）记录和报告　记录调试过程中的所有重要信息，包括参数设置、任何问题及解决方案。

（2）患者监测　在透析过程中密切监测患者的生命体征和治疗反应。

（3）设备维护　定期进行设备的维护和保养，确保设备长期稳定运行。

实训二　血液透析机的日常维护与故障维修

任务1　血液透析机的日常维护

任务描述：血液透析机的日常维护对于确保设备性能、延长设备寿命以及保障患者安全至关重要。定期的维护可以预防潜在的故障，减少紧急维修的需求，并确保透析治疗的质量和效果。

1. 维护前的准备

（1）安全培训 确保所有参与维护的人员都已接受适当的安全培训。

（2）工具和材料 准备必要的维护工具和材料，如扳手、螺丝刀、清洁剂、消毒液、更换的过滤器和管路等。

（3）维护手册 查阅血液透析机的用户手册或维护指南，了解制造商推荐的维护流程和注意事项。

2. 日常维护步骤

（1）外部清洁 使用温和的清洁剂和无绒布擦拭血液透析机的外部表面，去除灰尘和污垢。确保在清洁过程中不会损坏设备表面的涂层或标签。

（2）内部清洁和消毒 定期对血液透析机的内部部件进行清洁和消毒，特别是与患者接触的部件。使用制造商推荐的消毒剂，并遵循正确的消毒程序。

（3）检查管路和连接 检查所有管路是否有磨损、老化或泄漏的迹象。确保所有连接处紧固，无松动。

（4）检查透析液和供水系统 确保透析液的供应系统清洁，无污染。检查供水系统的水压和水质，确保符合透析治疗的要求。

（5）检查监测系统 校准压力表、流量计和其他监测设备，确保读数准确。检查传感器和探头是否清洁，必要时进行清洁或更换。

（6）检查电气系统 检查电源线和插头是否有损坏，确保电气连接安全。检查内部电路板和连接，确保无腐蚀或松动。

（7）更换消耗品 定期更换过滤器、管路和其他一次性使用的物品。根据制造商的建议更换透析器和其他消耗品。

（8）软件和固件更新 检查是否有软件或固件更新，必要时进行更新以确保设备运行最新版本。

（9）记录维护日志 记录每次维护的详细信息，包括日期、维护人员、维护内容和任何发现的问题。

3. 维护后的注意事项

（1）测试设备 在维护后进行设备测试，确保所有功能正常运行。

（2）员工培训 定期对操作人员进行培训，确保他们了解最新的维护流程和安全规程。

（3）紧急预案 制定紧急维护预案，以便在设备出现故障时能够迅速响应。

（4）质量控制 定期进行质量控制检查，确保透析治疗的安全性和有效性。

任务2 血液透析机的故障处理

任务描述： 针对不同故障报警情况，完成血液透析机常见故障的分析与处理。

1. 故障模拟与紧急处理　警报系统是血液透析机的重要组成部分，用于在出现异常情况时及时通知医护人员。警报的表现形式主要有灯光报警和声音报警。指示灯的不同颜色和不同的闪烁频率代表了不同的意义，声音报警也是如此，不同的音色代表不同的报警或提示信息。当医护人员对透析机的灯光和声音类型足够了解时，仅通过灯光和声音的提示就可以了解机器当前的状态。报警的种类大致可以分为三种：自动复位的报警、自我保持的报警和通过切断电源恢复的报警。

（1）自动复位的报警　这类报警不需要操作者手动复位，当导致报警发生的原因消失后，蜂鸣器自动停止鸣响，报警自动复位。通常这类报警复位前后，报警界限不会发生改变，即治疗的安全级别没有发生改变。

（2）自我保持的报警　这类报警与自动复位的报警刚好相反，消除报警发生的原因后，必须通过手动触摸报警复位键，机器才能恢复到正常状态。这一类报警复位后，报警限可能会发生改变，因此需要操作者确认没有治疗风险后，才可以复位。

（3）通过切断电源恢复的报警　一般透析机的操作系统、输入系统故障时，需要重新启动才能恢复。因此，这类报警必须通过切断机器的电源并再次接通电源来解决。

2. 设备关闭与后期维护　透析机的关机操作可以通过两种方式实现：一是通过长按关机键3秒，手动使机器进入关机状态；二是提前设定好消毒程序，机器将在消毒结束后自动执行关机动作。后一种方式尤其适用于在治疗结束后，能够确保机器内部和外部都得到了充分的消毒和清洁。

透析机内部管路的清洁主要依靠机器自带的消毒程序。该程序通过吸入柠檬酸或次氯酸钠消毒液，与反渗水按照一定比例稀释，然后在机器内部管路中进行循环。这种方法能够有效杀灭管路内的细菌和病毒，确保透析机的内部环境符合卫生标准。透析机外表面的清洁则可以使用柔软的抹布，蘸上稀释的0.05%～0.1%次氯酸钠溶液，拧干后擦拭机器外表面。擦拭完毕后，应使用干抹布擦去多余的水分，以防止水分残留导致机器内部部件生锈或腐蚀。

✎ **课后提升**

案例一：静脉压报警模拟分析

静脉压反映的是血液流经穿刺针时受到的阻力。监测静脉压的目的是防止当穿刺针脱落而医护人员不知情导致患者失血过多的情况发生。治疗过程中静脉压下限报警点1.3kPa也叫脱针报警点，当静脉压低于1.3kPa时，此时静脉针可能脱落，需要立即检查穿刺针的状态。当发生静脉压报警时，需要判断故障原因是外界环境因素还是机器硬件故障引起的。通常情况下在导致静脉压报警的原因中，外界环境因素居多，如体外循环管路上的疏水性过滤器浸水，静脉压监测管路上的夹子未打开，这类原因大多数与操作者的不规范操作有关。患者自身血管通路的好坏，医生医嘱中抗凝剂的量也会对静脉压产生影响。除了以上环境因素之外，机器方面，如果压力监测器的故障，也会导致静脉压异常报警。

引起静脉压报警比较常见的因素：①疏水性过滤器浸水，静脉压监测管路上的夹子忘记打开；②穿刺针贴壁、脱落；③静脉壶滤网凝血；④透析器凝血；⑤静脉压力监测器故障。

案例二：温度报警模拟分析

在透析治疗过程中最关心的温度其实是透析机内的温度，但是透析机是一次性使用的，所以在透析机内安装温度传感器是不现实的，只能在离透析器尽可能近的位置安装温度传感器来反映透析机的温度，所以温度传感器监测到的温度和透析机内部的温度是有一定偏差的，这个偏差可以通过后期在透析机位置串联温度测量仪器，将测量出的温度回输机器内部来弥补。一般情况下，为了保证透析液温度的可靠性和准确性，会在透析液回路不同位置设置多个温度传感器进行监测。温度受环境干扰较为明显，供水温度、供电电压等都可能影响到温度控制系统。当出现温度报警时首先应筛分单台报警，还是多台报警，是否伴有其他报警，如电导度、流量等线索来排查。如果是多台报警，则需要考虑是否为环境因素影响。如果是单台报警，则要考虑零件故障，如温度传感器、加热器，以及配管内部是否存在漏液问题等。当透析机检测到实际的透析液温度与目标温度不符时，发出警报提示的同时透析液回路会切换旁路，使不符合要求的透析液绕过透析机，不与患者血液接触，从而保证患者的治疗安全。

案例三：浓度报警模拟分析

透析液是通过A、B浓缩液泵将A、B原液吸入机器内部与反渗水按照一定比例配制而成，最终配制好的透析液是否符合要求可通过浓度电极进行检测判断。引起浓度报警的因素比较多，当出现浓度报警时应需要根据现有线索推理排查，一步一步去寻找真正的问题点。透析液的品质是影响浓度报警非常重要的因素之一，尤其是自配液的科室。由于配液装置、配液手法的不同可能导致浓缩液的品质参差不齐。B浓缩液的主要成分是碳酸氢钠，配制时如果搅拌不充分可能导致溶解不充分，B粉堵塞过滤器，如果过度搅拌有可能导致碳酸氢根分解为碳酸根，当与A浓缩液混合时产生碳酸钙、碳酸镁沉淀同样会堵塞机器内部过滤器，阻碍单向阀关闭等。由此可见，成品液相对来说品质会有一定的保证，但是成品液品质也受运输和储存环境温度影响，特别是在北方寒冷的冬天，储存室温度较低情况下会导致B浓缩液中碳酸氢钠结晶析出，在酷热的夏天，高温暴晒+运输中的震动等，又易让碳酸氢根分解。

由于透析机显示的电导率是通过浓度电极测得电导计算出来的，所以浓度电极的灵敏度会直接影响浓度，尤其是在消毒不充分时，蛋白附着钙盐结晶会使其灵敏度降低从而影响浓度的监测。通常为了防止原液中的杂质进入透析机内部，在浓缩液泵前会设置过滤器进行过滤，如果这个过滤器堵塞，液体流通不畅也会导致浓度下限报警。除此之外，透析液流量的降低也会导致浓度整体偏高。

课后思考题

1. 简述血液透析机的主要功能及其在肾脏替代治疗中的地位。

2. 列举三个血液透析过程中的关键参数，并简要说明它们的重要性。

3. 血液透析机的关键结构组件有哪些？各自在透析过程中发挥什么作用？

4. 分析血液透析机的技术发展趋势，探讨未来技术创新可能为患者带来的益处，并思考作为一名医疗设备相关专业的学生或从业者，如何为这一领域的发展做出贡献？

目 标 检 测

参考答案

一、选择题

1. 肾脏的主要功能包括哪项（ ）

    A.净化血液   B.维持酸碱平衡

    C.维持电解质平衡   D.所有以上

2. 在血液透析中，弥散的过程是指（ ）

    A.溶质从高浓度区域向低浓度区域移动   B.液体通过膜移动

    C.通过液体流动实现溶质移动   D.清除大分子废物

3. 血液透析器的主要功能是（ ）

    A.维持血压   B.清除体内的废物和过多的水分

    C.产生尿液   D.分泌激素

4. 透析液中哪种成分与血液中的电解质成分相近（ ）

    A.葡萄糖   B.尿素

    C.Na^+ D.蛋白质

5. 血液透析治疗中，哪项是评价透析器性能的重要参数（ ）

    A.超滤系数   B.透析液温度

    C.血泵速率   D.肝素泵速率

6. 血液透析机的血泵主要作用是（ ）

    A.加热透析液   B.维持血液流动

    C.净化血液   D.生成透析液

7. 血液透析时使用的抗凝剂主要是（ ）

    A.肝素   B.阿司匹林

    C.华法林   D.铁剂

8. 在血液透析中，透析液流动的方向通常是如何设计的（ ）

    A.与血液流动方向相同   B.与血液流动方向相反

    C.垂直于血液流动方向   D.随机方向

9.血液透析机进行自检主要是为了（　　）

　　A.测试血液透析机的清洗效果　　　　　　B.确定患者的血型

　　C.确保透析机各部分正常工作　　　　　　D.测量透析液的pH值

10.在血液透析过程中，超滤是指（　　）

　　A.清除血液中的小分子物质

　　B.清除血液中的大分子物质

　　C.通过施加压力差，移除血液中的多余水分

　　D.通过施加压力差，添加营养物质到血液中

二、简答题

1.简述肾脏的主要功能及其在人体中的重要性？

2.简述血液透析的基本原理，包括其主要的运输原理和透析器的作用？

3.简述透析机的体外循环系统有哪些主要组成部分，它们各自的作用是什么？

4.简述复式泵、平衡腔的工作原理？

5.简述血液透析机的使用操作流程，包括治疗前的准备工作和治疗后的清理步骤？

三、案例分析

1.李先生，65岁，慢性肾功能衰竭患者，正在接受血液透析治疗。在一次透析过程中，透析机突然发出报警，提示静脉压异常。李先生的透析护士立即检查了血路系统，并发现静脉管路出现轻微的弯曲。

（1）请分析静脉压异常报警可能的原因。

（2）描述护士应采取的紧急措施以及如何防止此类问题再次发生。

2.张女士，58岁，因急性肾损伤接受血液透析。在治疗开始不久后，透析机显示透析液电导率异常报警。透析技师检查了透析机和透析液配比系统，未发现明显的设备故障。

（1）探讨可能导致透析液电导率异常的因素。

（2）解释技师应如何排查问题，并提出可能的解决措施。

书网融合……

本章小结

题库

项目五　体外冲击波碎石机

PPT

📖 学习目标

知识目标

1. **掌握**　体外碎石机用途、类型、基本构造及操作流程。

2. **熟悉**　体外冲击波碎石机碎石机制、主要部件和定位系统的类型，以及 Lithostar体外冲击波碎石机常见故障与维修。

3. **了解**　体外冲击波碎石机的主要技术参数。

能力目标

1. **操作技能**　熟练操作体外冲击波碎石机并处理常见故障。

2. **临床应用**　能将体外冲击波碎石机的理论知识应用于临床实践。

素质目标

1. 能够树立创新意识、创新精神。

2. 能够和团队成员协商，共同完成工作任务。

3. 具备精益求精的工作理念、求真务实的工作态度。

👉 导学情境

体外冲击波碎石术的奇迹

张伟在办公室突然遭受剧烈腰痛，被紧急送往医院。检查发现他的肾脏有一块大结石。医生推荐了体外冲击波碎石术（ESWL），这是一种非侵入性治疗，通过体外产生的冲击波击碎结石，然后让碎石随尿液排出。尽管张伟起初有些担忧，但医生解释了ESWL的安全性和有效性，以及它相比传统手术的优势。治疗当天，医生用定位设备找到结石，然后使用体外冲击波碎石机将其碎成小块。张伟在治疗中几乎没有不适。治疗后，他被告知碎石将随尿液排出。几天后，张伟回访医院，症状明显减轻，结石成功排出，肾功能恢复正常，他对治疗效果感到满意。

知识点 1　体外冲击波碎石机概述

一、体外冲击波碎石机用途和分类

体外冲击波碎石机（extracorporeal shock wave lithotripsy，ESWL）是一种利用高能冲击波

从体外聚焦作用于体内结石，将其击碎成细小颗粒，从而无需手术即可排出体外的治疗设备。该技术自20世纪80年代初引入临床实践以来，已成为泌尿系统结石非侵入性治疗的重要手段。ESWL通过电磁或超声波技术产生冲击波，这些冲击波穿过人体软组织，聚焦于结石上，产生足够的能量将结石击碎。

（一）体外冲击波碎石机的用途

体外冲击波碎石机主要用于治疗泌尿系统结石，包括肾结石、输尿管结石、膀胱结石和尿道结石。对于直径小于20mm的结石，ESWL通常能够提供有效的治疗。对于较大的结石，可能需要多次治疗或与其他治疗方法，如经皮肾镜碎石术（PCNL）或输尿管软镜碎石术（URS）结合使用。体外冲击波碎石机具有非侵入性、痛苦程度较低、适用范围广泛、治疗效率高、并发症风险低以及术后恢复快等优点，在泌尿外科领域得到了广泛的应用。

根据临床研究，体外冲击波碎石术的成功率在95%以上，其中85%的患者在治疗后3个月内结石排出率达到85%。对于一些特殊情况，如大结石或复杂的结石位置，可能需要重复治疗或辅助其他治疗方法。然而，ESWL的广泛应用和不断改进的设备性能，使得其在泌尿和胆道系统结石治疗中成为一种可靠和高效的治疗选择，如胆囊结石和胆管结石。

随着体外冲击波碎石机的性能不断提高，新型碎石机采用了更先进的设计，如更强大的冲击波发生器、更精确的聚焦技术以及更舒适的体位支持系统。未来体外冲击波碎石机的发展趋势将集中在提高治疗的精准性、个性化、集成治疗、疼痛管理、远程监测、能量控制、环保性、便携性和培训教育等方面，以适应医学技术的发展，提高治疗的安全性、有效性和患者体验。

（二）体外冲击波碎石机的分类

1. 按冲击波发生原理分类

（1）液电式体外冲击波碎石机　液电式碎石机通过高电压在水中产生电弧，引发水爆炸产生冲击波，冲击波通过一个透镜或反射器聚焦到结石上。这种类型的碎石机结构相对简单，成本较低，易于操作，虽冲击波能量较高，但稳定性相对较差，焦点区域较大，定位精度较低，可能导致周围组织损伤，适用于直径小于2cm的肾结石和输尿管上端结石。

（2）电磁式体外冲击波碎石机　电磁式碎石机利用电磁线圈产生的磁场变化在导体中形成冲击波，通过聚焦装置将冲击波聚焦到结石上。这种类型的碎石机冲击波发生稳定、重复性好、焦点小、定位精度高、碎石效率较高，对患者损伤较小。适用于各种大小的肾结石和输尿管结石。

（3）压电式体外冲击波碎石机　压电式碎石机通过压电材料的变形产生冲击波，这些冲击波通过聚焦装置作用于结石。这种类型的碎石机具有冲击波频率高、焦点小、定位准确、碎石效果精确的特点，但设备维护成本较高。适用于直径小于2cm的肾结石和输尿管结石。

（4）激光式体外冲击波碎石机　激光式碎石机使用激光能量通过光纤传递到结石处，

直接作用于结石进行碎石。对周围组织损伤小、出血少，碎石效率高，但设备成本较高。适用于硬质结石和高密度结石，如各种类型的肾结石和输尿管结石。

（5）气体驱动式体外冲击波碎石机　气体驱动式碎石机利用高压气体驱动产生冲击波，通过聚焦装置作用于结石。这种类型的碎石机设备体积较小，便于移动，冲击波能量相对较低，成本较低，适合基层医疗机构。适用于直径小于1.5cm的肾结石和输尿管结石。

2.按设备结构和工作方式分类

（1）固定式体外冲击波碎石机　固定式碎石机的冲击波发生器和患者定位系统固定不动，适用于大型医院和治疗中心。

（2）移动式体外冲击波碎石机　移动式碎石机的冲击波发生器可以移动，便于在不同治疗场所使用，适合中小型医院和门诊部。

（3）组合式体外冲击波碎石机　组合式碎石机可以根据需要组合不同的部件，具有更高的灵活性和适应性。

3.按冲击波聚焦能力分类

（1）聚焦式体外冲击波碎石机　聚焦式碎石机能将冲击波聚焦到一个小的区域，提高碎石效率，适用于大多数结石的治疗。

（2）非聚焦式体外冲击波碎石机　非聚焦式碎石机的冲击波在较大区域内分散，不适用于碎石治疗。

4.按治疗适应证分类

（1）肾结石碎石机　肾结石碎石机主要用于治疗肾结石，具有针对性的设计和优化。

（2）输尿管结石碎石机　输尿管结石碎石机适用于输尿管结石的治疗，通常具有更好的定位精度。

（3）胆结石碎石机　用于治疗胆结石。

5.按患者体位分类

（1）仰卧位碎石机　患者治疗时采用仰卧位。

（2）俯卧位碎石机　患者治疗时采用俯卧位。

6.按技术先进程度分类

（1）第一代ESWL　第一代体外冲击波碎石机主要以液电式技术为主，是ESWL技术的早期形式。

（2）第二代ESWL　第二代体外冲击波碎石机主要包括电磁式和压电式技术，代表了ESWL技术的进一步发展，如图5-1所示。

（3）第三代ESWL　第三代体外冲击波碎石机通常指的是具有更高效率和更精准定位能力的设备，代表了ESWL技术的最新进展。第三代ESWL结合

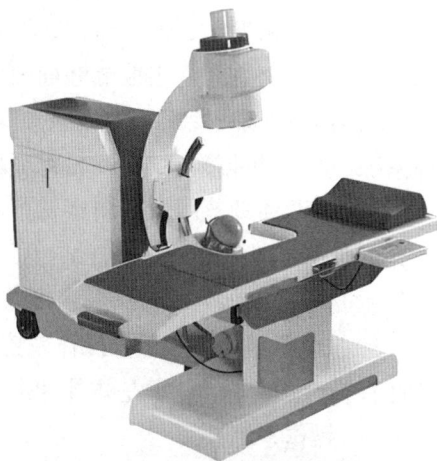

图 5-1　第二代体外冲击波碎石机

了电磁式和压电式技术，以及可能的先进聚焦和定位系统，具备更高的碎石效率，更精准的定位能力，减少了对患者的损伤，治疗时间缩短。但是设备成本高，技术要求更为复杂。适用于各种复杂和难治性结石，包括大结石和高密度结石。

二、体外冲击波碎石机的主要技术参数

体外冲击波碎石机的技术参数是衡量其性能和适用性的重要指标。一般可分为冲击波参数、定位系统参数、操作系统参数、主机及治疗床参数等，其中冲击波参数、定位系统参数是最重要部分。

1. 冲击波参数　冲击波参数是体外冲击波碎石机的关键技术指标，其决定了设备治疗结石的能力和效率。以下是体外冲击波碎石机的冲击波参数。

（1）冲击波发生器类型　电磁式，采用盘式线圈设计，这种设计能够产生稳定且高效的冲击波。

（2）冲击波频率　一般为1.5Hz，这个频率设置可确保每次冲击波之间有足够的时间间隔，减少对周围组织的损伤。

（3）冲击波能量　在2~20kJ范围内可调，具体分为8个能量级别（2kJ、4kJ、6kJ、8kJ、10kJ、12kJ、15kJ、20kJ），每个级别适用于不同大小和硬度的结石。

（4）冲击波聚焦直径　一般为1.5mm，这种高精度的聚焦可以确保冲击波在结石处集中，达到高能量密度，有效破碎结石。

（5）冲击波脉冲次数　最大1200次/分钟，治疗过程中通常会预设2000~3000次脉冲，总治疗时间通常在30~60分钟之间，具体取决于结石的大小和治疗计划。

2. 定位系统参数　定位系统参数对于体外冲击波碎石机来说至关重要，其直接关系治疗过程中结石定位的准确性和治疗的有效性。以下是体外冲击波碎石机的定位系统参数。

（1）定位方式　X光/超声复合定位系统，这种复合定位方式结合了X光和超声两种技术的优势，能够提高结石定位的精度。

（2）定位精度　±0.5mm，这种高精度定位是通过高精度的机械臂和先进的图像处理算法实现的，确保了冲击波能够准确地作用于结石。

（3）图像处理　系统具备4级图像增强、8级灰度调整、自动边缘识别技术以及实时跟踪系统。这些功能使得结石的轮廓更加清晰，位置更加准确，从而提高了治疗的精确度。

（4）C臂活动范围　横向旋转范围为±90°，纵向移动范围为±180°。这样的活动范围允许操作者从多个角度进行结石的定位和冲击波的发射，确保了在不同位置和角度的结石都能被有效治疗。

3. 操作系统技术参数　操作系统技术参数对于体外冲击波碎石机的使用体验和操作便捷性有着重要影响。以下是体外冲击波碎石机的操作系统技术参数。

（1）操作系统界面

1）类型：15英寸彩色触摸屏，提供直观的图形用户界面（GUI）。

2）分辨率：1280×1024像素，确保图像清晰，便于观察和操作。

3）多点触控：支持多点触控功能，使得操作更加灵活和便捷。

4）手套操作模式：考虑到手术室环境，系统支持手套操作模式，方便在手术中穿戴手套时使用。

（2）治疗模式

1）手动模式：允许操作者完全控制治疗参数，包括冲击波能量、频率和脉冲次数等。

2）自动模式：系统根据预设程序自动执行治疗，适用于标准化治疗流程。

3）半自动模式：结合操作者指令和系统预设流程，提供了一种介于手动和自动之间的操作方式。

（3）患者资料管理

1）存储容量：可存储1000份患者资料，包括治疗参数、结石图像和治疗结果。

2）数据导出：支持通过USB、以太网和云存储进行数据导出，便于患者资料的备份和共享。

（4）安全保护

1）过热保护：当设备温度超过55℃时，系统将自动断电，防止设备损坏。

2）过压保护：当电压超过1500V时，系统将自动断电，保障操作安全。

3）过流保护：当电流超过10A时，系统将自动断电，防止电路过载。

4）紧急停止按钮：设备配备紧急停止按钮，可在紧急情况下迅速停止设备运行。

5）安全门传感器：确保在操作过程中安全门关闭，防止误操作。

4.主机及治疗床参数

（1）主机

1）尺寸：约2300mm×1400mm×1500mm。

2）重量：约800kg。

3）构造：坚固金属结构，包含核心组件。

（2）治疗床

1）床面尺寸：2100mm×600mm。

2）调节：电动调节，可上下、前后、左右移动，可倾斜。

3）体重承受：最大200kg。

4）材料：耐腐蚀，易清洁。

三、体外冲击波碎石机碎石机制

体外冲击波碎石机是一种非侵入性医疗设备，用于治疗泌尿系结石，如肾结石、输尿管结石和膀胱结石。其工作原理基于冲击波物理学，通过聚焦高能量的压力脉冲来破坏结石。体外冲击波碎石机通过以下几种机制来分解结石：剥落和挤压、空化效应、动态疲劳。

1. **剥落和挤压**　压缩应力导致结石表面材料剥落，内部结构受到挤压。

2. **空化效应**　在结石周围的液体中，冲击波引起的空化效应会产生微喷射流，进一步对结石表面造成侵蚀和破碎。

3. **动态疲劳**　连续的冲击波使得结石在交变应力下产生疲劳裂纹，最终导致结石破碎。

（一）冲击波在结石前后界面上产生的应力作用

冲击波在结石前后界面上产生的应力作用是体外冲击波碎石机碎石机制的关键部分（图5-2）。当冲击波穿过人体组织并到达结石时，它们在结石的界面处产生不同的应力作用，这些应力作用导致结石破碎。

在结石的前界面，冲击波产生的主要是压缩应力（或称压力）。这种应力作用在结石上，使其内部结构承受快速增大的压力，导致结石的表面和内部出现微裂纹。随着冲击波的持续作用，这些微裂纹会扩展，最终导致结石破碎。在结石的后界面，冲击波则产生拉伸应力（或称张力）。这种应力作用于结石的后方，与压缩应力共同作用，加剧结石内部的应力集中，促进结石的破碎。拉伸应力可以使得结石内部结构进一步扭曲和断裂。

这两种应力（压缩应力和拉伸应力）在结石的前后界面上交替作用，形成了一种所谓的"应力波"现象，这种应力波的交互作用对结石造成多轴的应力状态，使得结石材料在动态疲劳的作用下破碎。

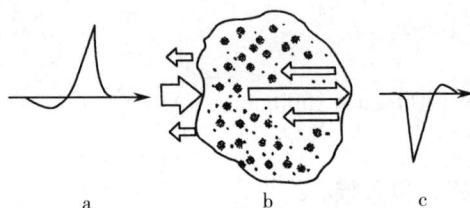

图5-2　冲击波作用于结石结果

a. 冲击波作用于结石前界面的压力波；b. 冲击波进入结石情况；c. 冲击波作用与结石后界面的张力波

（二）空化效应

空化效应是体外冲击波碎石机碎石机制中的一个重要原理，它涉及液体中的气泡在压力变化下的行为。

1. 空化效应的原理

（1）气泡的形成　当冲击波穿过液体（如人体内的尿液或耦合介质水）时，它会在液体中产生瞬间的高压区域。在这些高压区域，液体中的气体分子被压缩，形成微小的气泡。

（2）气泡的生长和坍缩　随着冲击波继续传播，气泡所在的区域压力迅速下降至低于周围液体的静态压力，导致气泡迅速膨胀，这个过程称为"生长"。气泡膨胀到一定程度后，由于周围液体的压力，它会迅速坍缩，这个过程称为"坍缩"。

（3）微喷射流和冲击波　在气泡坍缩的瞬间，液体被迫向气泡中心高速移动，形成一个微小的喷射流。这个微喷射流的速度可以接近音速，对周围的物质（如结石）产生强烈的冲击。气泡坍缩时，液体中的压力和温度都会急剧升高，产生局部的高温和高压，这些条件足以对结石表面造成侵蚀和破碎。

（4）结石破坏　微喷射流和局部的高温高压对结石表面产生机械冲击和热效应，导致结石表面出现裂纹，随着时间的推移，这些裂纹会扩展，最终导致结石破碎。

2. 空化效应的特点

（1）局部性　空化效应主要在气泡周围的小区域内发生，因此它对结石的破坏作用是局部的。

（2）瞬态性　气泡的生长和坍缩过程非常迅速，通常在微秒到毫秒的时间尺度上发生。

（3）高能量密度　微喷射流和局部高温高压区域具有很高的能量密度，足以破坏坚硬的结石结构。

（三）动态疲劳

动态疲劳是指在交变应力或循环载荷作用下，材料或结构发生的逐渐损伤和最终断裂的现象。在体外冲击波碎石机的应用中，动态疲劳是结石破碎的一个重要机制。

1. 动态疲劳的原理

（1）应力循环　当结石受到冲击波的连续作用时，它会在结石内部产生交变应力。这些应力以循环的形式作用于结石，即在每个冲击波的作用下，结石经历一次压缩和随后的拉伸。

（2）裂纹萌生　在应力循环的过程中，结石内部的微观缺陷（如微裂纹、孔洞或夹杂物）成为应力集中的区域。随着应力循环的进行，这些缺陷处的应力集中导致微裂纹的萌生。

（3）裂纹扩展　一旦微裂纹形成，它们会在每次应力循环中逐渐扩展。裂纹的扩展是材料疲劳破坏的关键阶段，裂纹的长度和宽度随着循环次数的增加而增加。

（4）最终断裂　当裂纹扩展到一定程度，剩余的未开裂材料截面面积减小，导致其承载能力下降。最终，当剩余截面面积无法承受外加载荷时，结石会发生断裂。

2. 动态疲劳的特点

（1）循环载荷　动态疲劳发生在材料受到重复或循环载荷的情况下。

（2）时间依赖性　疲劳破坏不是瞬间发生的，而是随着时间（或循环次数）逐渐发展的过程。

（3）门槛值　存在一个应力水平，低于该水平时，疲劳破坏不会发生，这个应力水平称为疲劳极限。

3. 在ESWL中的应用

在体外冲击波碎石机中，动态疲劳是利用冲击波的循环载荷特性来破碎结石。以下是ESWL中动态疲劳的应用。

（1）冲击波频率　通过控制冲击波的频率，可以调节结石受到的循环载荷速率，从而影响结石的疲劳破坏速度。

（2）冲击波能量　冲击波的能量决定了每次循环中对结石施加的应力水平，能量越高，对结石的破坏作用越强。

（3）治疗次数　由于疲劳破坏是一个逐渐发展的过程，因此可能需要多次冲击波治疗才能完全破碎结石。

📖 **知识拓展**

ESWL前沿技术

1.自动结石定位系统　利用先进的成像技术和计算机算法，自动识别和定位结石，无需手动调整。实时跟踪结石位置，即使患者在治疗过程中移动，也能保持冲击波焦点对准结石。

2.治疗参数优化　根据结石的大小、成分和位置，智能化系统可以自动调整冲击波的强度、频率和次数。通过机器学习算法，分析历史治疗数据，优化治疗参数以提高碎石效果和减少副作用。

3.智能反馈与控制　实时监测治疗过程中患者的生理反应和结石的变化，自动调整治疗参数。通过反馈系统，医生可以即时了解治疗效果，必要时进行人工干预。

4.个性化治疗方案　结合患者的具体情况，如年龄、体质、结石病史等，智能系统为每位患者制定个性化的治疗方案。通过分析治疗结果，系统可以不断学习和调整治疗方案，以实现最佳治疗效果。

5.远程监控与治疗　允许医生远程监控治疗过程，进行远程操作和调整，特别适用于偏远地区或紧急情况。通过互联网连接，可以实现专家远程会诊和治疗方案共享。

6.数据管理与分析　智能系统可以收集、存储和分析大量治疗数据，用于临床研究、治疗结果评估和质量管理。通过数据挖掘，可以发现治疗模式和趋势，指导未来的治疗策略。

知识点2　体外冲击波碎石机的结构和工作原理

一、体外冲击波碎石机的基本构造

体外冲击波碎石机构成主要包括体外冲击波发生源、冲击波触发系统、耦合系统、结石定位系统、计算机控制操作系统以及治疗床。

冲击波发生源主要分为液电式、压电式和电磁式，尽管工作原理有所不同，但都依赖于高电压和大电流的瞬间放电，这一过程在放电通道上形成一个高温高压等离子区，迅速将电能转化为热能、光能、力能和声能，从而产生冲击波。耦合系统通过充满水的容器或水囊，将冲击波从发生器传递至患者体内。结石定位系统利用X光、B超或两者结合，为操作者提供结石的图像。计算机控制操作系统则负责设置和调整治疗参数，监控治疗过程。治疗床则用于患者在治疗过程中的躺卧，床体通常可以电动调节，以适应不同患者的体位和结石位置。

二、体外冲击波碎石机主要部件及工作原理

（一）冲击波发生器

1. **液电冲击波发生器**　液电冲击波发生器的工作原理基于液电效应，即在液体介质（通常是水）中通过高压放电产生冲击波。冲击波放电部分与整机关系如图5-3所示。具体过程如下。

（1）高压放电　在充满水的治疗舱内，两个相对的电极之间施加高电压，导致电极尖端发生高压放电。

（2）冲击波产生　高压放电瞬间在电极尖端形成高温高压区，使水介质急剧膨胀，产生具有高能量和短持续时间的冲击波。

（3）冲击波聚焦　冲击波在半椭圆形或椭球形反射体的内表面反射，并在第二焦点处聚焦，形成高能量密度的冲击波焦区。

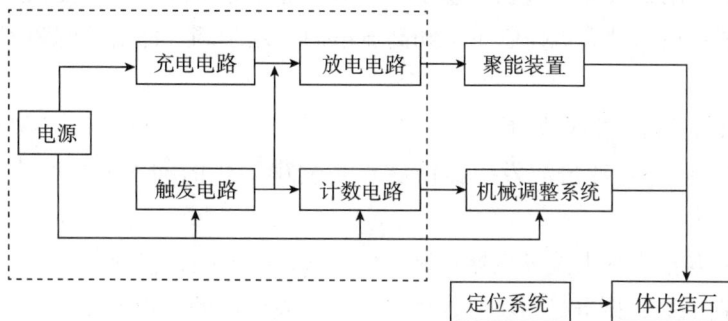

图5-3　液电式冲击波碎石机原理框图

液电冲击波发生器的结构主要包括以下几个部分：①电极系统：包括一对或多对电极，通常由导电性能良好且耐腐蚀的材料制成，如铂或钛。②反射体：一般为半椭圆形或椭球形的金属结构，用于将冲击波聚焦到治疗焦点。③水槽：盛有水介质的容器，电极系统和反射体均浸没在其中。④高压电源：提供高电压脉冲，触发电极间的放电。⑤控制系统：用于调节冲击波的参数，如电压、频率、脉冲次数等。

液电冲击波发生器的特点如下。

1）高能量冲击波：能够产生足够高的能量，有效粉碎各种硬度的结石。

2）非侵入性治疗：无需开刀，减少患者痛苦和恢复时间。

3）操作灵活性：可根据结石大小和位置调整治疗参数。

4）技术成熟：经过多年临床应用，技术成熟可靠。

2. 压电冲击波发生器 压电冲击波发生器是利用压电效应产生冲击波的医疗设备，主要用于体外冲击波碎石术，治疗肾结石和胆结石等疾病。压电效应是指某些材料（如石英、钛酸钡等）在受到机械应力时会产生电荷，反之当这些材料受到电场作用时，会产生机械变形，如图5-4所示。压电冲击波发生器的工作原理如下。

（1）电场作用 在压电材料上施加高电压，导致材料产生微小的机械变形。

（2）冲击波产生 压电材料的变形迅速传递给周围的介质（通常是水），形成具有高能量和短持续时间的冲击波。

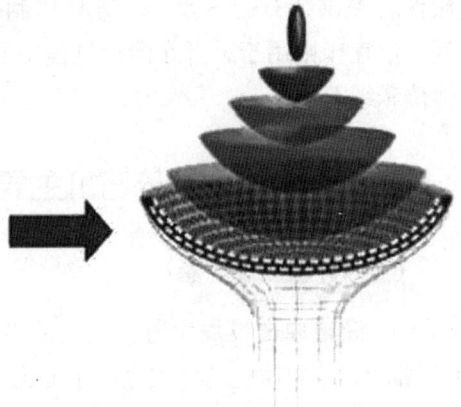

图5-4 压电式波源示意图

（3）冲击波聚焦 通过特定的几何结构（如椭圆体或抛物线形反射体）将冲击波聚焦到治疗焦点，提高冲击波的能量密度。

压电冲击波发生器的结构主要包括以下几个部分：①压电换能器：由多层压电材料组成，能够将电能转换为机械能，产生冲击波。②反射体：用于聚焦冲击波，通常设计为能够将冲击波聚焦到结石位置的形状。③耦合介质：通常是水或特殊的凝胶，用于传递冲击波。④控制系统：包括计算机控制系统和高压电源，用于调节冲击波的频率、能量和发射次数。

压电冲击波发生器的特点如下。

1）精确聚焦：压电冲击波发生器能够产生精确聚焦的冲击波，减少对周围组织的损伤。

2）低噪音：与液电冲击波发生器相比，压电式设备的噪音较低。

3）无需消耗电极：压电材料不会像液电冲击波发生器的电极那样消耗，因此维护成本较低。

4）重复性好：压电换能器可以产生稳定和重复性好的冲击波。

课堂互动

什么是压电效应以及逆压电效应？

3. 电磁冲击波发生器 电磁冲击波发生器是利用电磁感应原理产生冲击波的医疗设备，主要用于体外冲击波碎石术以及一些骨科和康复治疗。电磁冲击波发生器的工作原理基于法拉第电磁感应定律，即当导体在磁场中运动时，会在导体中产生电流，如图5-5所示。具体过程如下。

（1）磁场变化　在电磁线圈中通过快速变化的电流，产生强磁场。

（2）冲击波产生　磁场的变化导致线圈中的金属膜（如铜膜）快速振动，从而在水中产生冲击波。

（3）冲击波聚焦　通过特定的反射体设计，将产生的冲击波聚焦到治疗焦点，以提高冲击波的能量密度。

电磁冲击波发生器的结构主要包括以下几个部分：①电磁线圈：用于产生变化的磁场，通常由多个线圈组成，以便产生更强和更集中的磁场。②金属膜：位于线圈中心，当磁场变化时，金属膜振动产生冲击波。③反射体：用于聚焦冲击波，通常设计为能够将冲击波聚焦到结石位置的形状。④水槽：盛有水或其他耦合介质的容器，用于传递冲击波。⑤控制系统：包括计算机控制系统和电源，用于调节冲击波的频率、能量和发射次数。

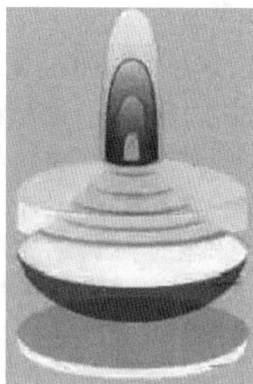

图 5-5　电磁式波源示意图

电磁冲击波发生器的特点如下。

1）平面波聚焦：电磁冲击波发生器产生的冲击波是平面波，相对于球面波，对组织的损伤较小。

2）能量稳定：电磁冲击波发生器能够产生稳定和可重复的冲击波，有利于精确治疗。

3）无电极消耗：与液电冲击波发生器不同，电磁式设备不需要电极，因此没有电极消耗的问题。

4）低噪音：电磁冲击波发生器的噪音较低，提高了患者的舒适度。

📖 知识拓展

　　法拉第电磁感应定律是电磁学的基本定律之一，它描述了时间变化的磁场如何在导体中产生电动势（电压）。该定律由英国科学家迈克尔·法拉第于1831年发现，并在电磁感应现象的研究中奠定了基础。法拉第电磁感应定律可以用以下数学表达式来描述：

$$\varepsilon = -\frac{d\Phi_B}{dt}$$

　　式中，ε 是感应电动势（电压），伏特（V）；Φ_B 是磁通量，韦伯（Wb）。$d\Phi_B/dt$ 是磁通量随时间的变化率。负号表示楞次定律，即感应电动势的方向总是试图产生一个磁场来反对原始磁通量的变化（这符合能量守恒定律）。

（二）触发系统

冲击波触发系统的主要功能是控制高压电源的开关，从而在预定的时间和条件下产生冲击波。其工作原理通常包括以下几个步骤。

1. 信号接收 系统接收到来自控制单元的触发信号，这个信号可以是电子信号、光信号或其他形式。

2. 信号处理 触发系统内部对输入信号进行处理，以确保信号满足特定的触发条件。

3. 高压开关控制 当信号满足条件时，触发系统会激活高压开关，允许高压电流流向冲击波发生器。

4. 冲击波产生 高压电流通过冲击波发生器产生冲击波。

冲击波触发系统通常由以下部分组成：①控制单元：提供触发信号，可以是手动控制、计算机控制或其他自动化系统。②触发器：接收和处理信号的装置，它决定了何时激活高压开关。③高压开关：在触发器的控制下，允许或阻止高压电流的流动。④安全装置：包括过压保护、过流保护等，确保系统安全运行。

冲击波发生器的触发方式有多种，这些方式的选择取决于具体的应用场景、设备要求以及安全性考虑。体外冲击波碎石机通常包括波源发生系统、定位系统、水系统、三维运动系统和辅助系统。冲击波的触发方式有五种：心电R波触发、呼吸触发、呼吸与心电R波同步触发、自动连续触发和手动触发。这些触发方式都旨在确保对患者各器官功能无损害，同时确保冲击波进行有效冲击，命中率高。

（三）耦合系统

冲击波与人体间的耦合系统是体外冲击波碎石术（ESWL）中的关键组成部分，它确保了冲击波能够有效地传递到人体内部，以达到治疗目的。其工作原理通常包括以下几个步骤。

1. 电能转换 冲击波发生器产生的高压电脉冲通过换能器转换为机械能。

2. 冲击波产生 换能器产生高压脉冲，进而产生冲击波。

3. 冲击波传播 冲击波通过水袋或耦合介质传播到人体内部。

4. 能量传递 冲击波在人体内部传递，达到治疗效果。

冲击波与人体间的耦合系统通常由以下部分组成：①冲击波发生器：产生高压电脉冲，通过换能器转换为机械能，产生冲击波。②换能器：将电能转换为机械能，产生高压脉冲，进而产生冲击波。③水袋或耦合介质：作为冲击波传播的介质，将冲击波从换能器传递到人体。④人体接触面：包括患者的皮肤和内部器官，是冲击波最终作用的目标。

冲击波与人体间的耦合方式确实有三种：水槽式、水盆式和水囊式，其中水囊式使用最为广泛。每种耦合方式都有其特点和适用场景。

（1）水槽式 患者躺在一个充满水的槽中，冲击波通过水槽中的水传递到患者体内。这种方式适用于体型较大的患者或需要更广泛的水接触面积的情况。

（2）水盆式 患者躺在或坐在一个水盆中，水盆的设计允许冲击波在较小的区域内传递。这种方式可能更适合于较小或需要更集中冲击波传递的患者。

（3）水囊式 患者躺在或坐在一个特制的充水水囊中，水囊的设计可以确保冲击波在患者体内的特定位置传递。这种方式因其高效性和易于操作而广泛使用。

（四）定位系统

1.影像系统

（1）X射线影像　X射线影像定位系统是体外冲击波碎石机中的关键组件，由X射线发生器、C形臂、X射线探测器、影像处理单元、显示器及控制台组成。按结构主要分为3种，如图5-6所示。其工作原理是发射X射线穿透患者身体，探测器接收经过吸收的X射线并生成结石图像，医生通过显示器观察图像来调整冲击波发生器的位置，实现精确定位。在定位过程中，医生首先使用X射线影像系统找到结石的位置，然后操作C形臂调整冲击波发生器的位置，确保其焦点对准结石，并在治疗过程中实时监控结石的变化，必要时进行调整。

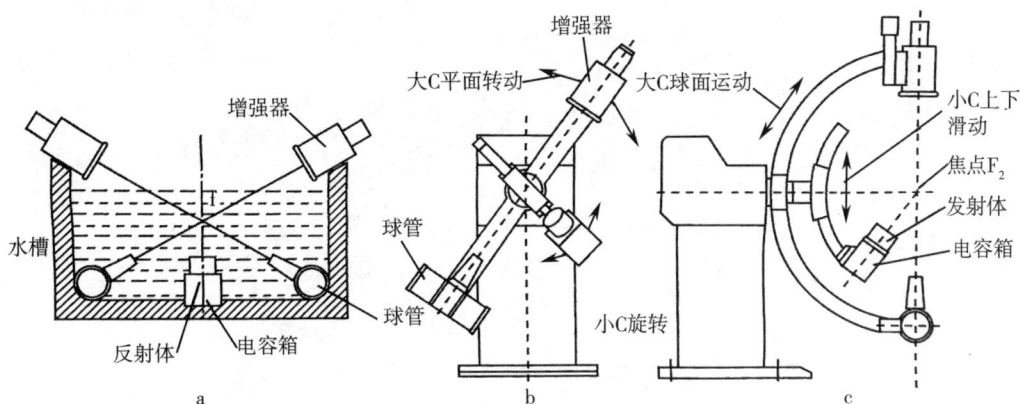

图5-6　X射线定位的三种结构

a.双束交叉X射线定位；b.单束X射线定位；c.C臂X射线定位

此系统具有高分辨率、实时性和广泛适用性的优势，能够提供清晰的结石图像，便于医生在治疗过程中进行精确调整，但其放射性风险、对比度问题和患者准备等劣势也不容忽视。尽管存在一些限制，X射线影像定位系统仍然是体外冲击波碎石机中不可或缺的部分。随着技术的不断发展，这些问题正在逐步得到优化，使得X射线影像定位系统在临床应用中更加安全、有效。

（2）超声波影像　超声波影像定位系统是体外冲击波碎石机的另一种关键成像技术，主要由超声波发射器、探头、影像处理单元、显示器和控制台组成。体外冲击波碎石机超声定位系统按其定位方式分为两大类，一类称为单角度B超定位装置，另一种称为多角度B超定位装置，如图5-7、图5-8所示。

其工作原理是通过发射器产生超声波，探头接收体内结石反射回来的声波信号，并将这些信号转换为图像显示在显示器上，医生据此进行结石定位。在定位过程中，医生首先将探头置于患者体表，发射超声波探测结石位置，然后根据影像调整探头方向和冲击波发生器的位置，确保治疗焦点准确对准结石。

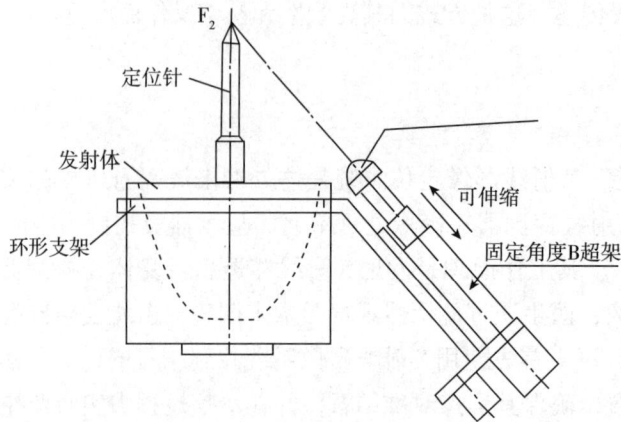

图 5-7　单角度 B 超定位装置

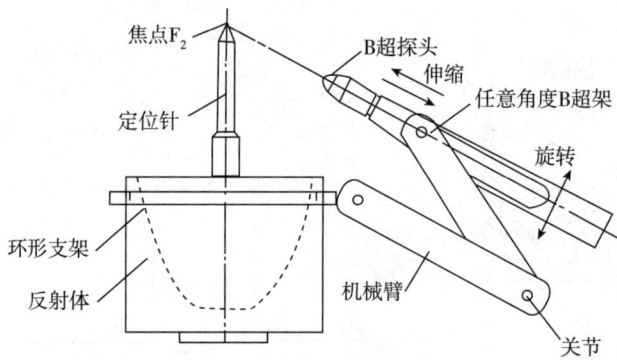

图 5-8　多角度 B 超定位装置

　　超声波影像定位系统具有无放射性、实时监控、操作简便等优势，对患者和医生都较为安全，且能够清晰地显示结石与周围组织的关系，但在定位深部结石或肥胖患者时可能存在穿透力不足和图像分辨率降低的问题。尽管存在这些劣势，超声波影像定位系统因其非侵入性和高安全性，在体外冲击波碎石治疗中发挥着重要作用，特别是在需要减少放射性暴露的情况下，它提供了一个有效的替代方案，随着技术的进步，这些劣势也在逐渐被克服，使得超声波影像定位系统在临床应用中更加可靠和高效。

　　（3）复合定位　复合定位系统结合了X射线和超声波影像技术，提高了体外冲击波碎石机定位的精确性和安全性。它通过同时使用X射线和超声波获取图像，医生可以更准确地定位结石，减少了X射线的放射性风险，并弥补了超声波穿透力的不足。虽然系统较为复杂且成本较高，但它在提升治疗效果方面具有显著优势。

　　2. 机械定位装置

　　（1）摆动臂　用于调整冲击波发生器（通常为反射体）的位置。

　　（2）三维工作台　使患者能够在三维空间内精确定位。

　　3. 软件系统

　　（1）图像处理软件　用于处理影像系统捕获的图像，帮助医生识别和定位结石。

（2）定位计算软件 根据影像资料计算结石的确切位置，并指导机械臂调整冲击波发生器的位置。

4.定位系统的特点

（1）实时性 能够实时监测结石的位置变化，并调整冲击波发生器的位置。

（2）精确性 高精度的定位能够确保冲击波有效地作用于结石，减少对周围组织的损伤。

（3）自动化 现代碎石机的定位系统通常具有高度自动化，减少人为操作的误差。

（五）控制系统

体外冲击波碎石机的控制系统是整个设备的指挥中心，负责协调和监控碎石机的所有功能，确保治疗过程的安全性和有效性。以下是控制系统的组成和功能。

1.控制系统的组成

（1）用户界面 提供医生和操作员与设备交互的平台，通常是一个触摸屏或键盘和鼠标。

（2）处理器 中央处理单元（CPU）负责执行控制软件的指令，处理数据和信号。

（3）控制软件 操作系统的应用程序，用于控制设备的各项功能，包括影像获取、定位、冲击波发射等。

（4）输入/输出接口 连接各种传感器、执行器和外部设备，如影像系统、机械臂、冲击波发生器等。

（5）电源管理 负责监控和调节设备电源，确保稳定供电。

2.控制系统的功能

（1）影像控制 控制X射线或超声波影像系统的参数，如曝光时间、强度、图像处理等。

（2）定位控制 操作机械臂或摆动臂，根据影像系统提供的信息，精确调整冲击波发生器的位置。

（3）治疗参数设置 设置冲击波的频率、能量、次数等治疗参数，以适应不同类型的结石和治疗计划。

（4）实时监控 在治疗过程中实时监控设备状态、患者反应和治疗进度。

（5）安全监控 检测设备运行中的异常情况，如过热、过载等，并采取相应措施保护患者和设备。

（6）数据记录 记录治疗过程中的关键数据和事件，以便于后续分析和存档。

（六）治疗床

体外冲击波碎石机的治疗床是设备中用于患者定位和支撑的关键部件，它的设计和功能对治疗的舒适性和效率有重要影响。以下是治疗床的主要特点和功能。

1.特点

（1）可调节性 治疗床通常可以调节高度、倾斜角度和位置，以适应不同患者的体型和治疗需求。

（2）舒适性　床面设计考虑患者的舒适性，通常采用柔软且支撑性好的材料。

（3）耐久性　治疗床需承受长时间的重复使用，因此材料坚固耐用，能够承受一定重量。

（4）易清洁　表面材料易于清洁和消毒，以保持治疗环境的卫生。

2. 功能

（1）患者定位　通过调节治疗床，医生可以将患者置于最佳治疗位置，以便于冲击波准确地聚焦在结石上。

（2）支撑和固定　治疗床提供稳定的支撑，确保患者在治疗过程中保持适当的位置和体位。

（3）影像系统配合　治疗床的设计与X射线或超声波等影像系统兼容，不会干扰影像的获取和解读。

（4）治疗范围扩展　治疗床的可调节性使得医生能够治疗身体不同部位的结石，如肾脏、输尿管和膀胱结石。

（5）患者转移　治疗床通常配备有轮子，便于患者在治疗前后从病房或其他区域转移。

3. 附加功能

（1）体重测量　一些治疗床配备了体重测量功能，有助于医生根据患者体重调整治疗参数。

（2）呼吸同步　高级治疗床可能包含呼吸同步系统，可以在患者呼吸时自动调整床的位置，以避免治疗时结石的移动。

知识点 3　体外冲击波碎石机使用操作与维护

一、体外冲击波碎石机的使用操作

体外冲击波碎石机的使用操作主要包括设备准备、患者定位、影像获取与定位、治疗参数设置、治疗执行和治疗后检查。操作步骤如下。

（1）开机自检　首先，开启设备并完成系统自检。

（2）患者定位　患者仰卧在碎石机上，根据结石位置调整患者体位。

（3）定位结石　通过X线或B超定位结石位置，确保冲击波精准作用于结石。

（4）设定参数　根据结石大小、硬度等参数，设定冲击波电压、频率等。

（5）开始治疗　操作者启动碎石机，冲击波通过反射器聚焦作用于结石。

（6）监控治疗过程　实时观察结石变化，调整冲击波参数，确保治疗效果。

（7）结束治疗　结石破碎后，停止冲击波发射，治疗结束。

（8）后期观察　患者需多喝水，促进碎石排出体外。定期复查，了解结石排出情况。

📖 **知识拓展**

1.术前评估

病史采集：了解患者整体健康状况，包括是否有出血倾向、是否患有心肺疾病，及是否怀孕等。

必要检查：进行血液检查、尿液分析、心电图、X 光或 CT 扫描等，以评估患者是否适合碎石治疗。

2.严格掌握适应证和禁忌证

适应证：仅对适合的患者进行碎石治疗。

禁忌证：对有出血性疾病、严重心肺功能障碍、妊娠等禁忌证的患者避免使用。

二、体外冲击波碎石机的常见故障排除

（一）冲击波发射系统故障

体外冲击波碎石机的冲击波发射系统故障主要表现为发射不稳定或无法发射冲击波。

1.冲击波发射不稳定

故障表现：冲击波发射时断时续，发射力度不均，影响碎石效果。

原因分析：①电源电压波动：电源电压不稳定，导致冲击波发生器工作异常。②发生器元件老化或损坏：如高压电容、火花塞、震荡膜等元件老化或损坏。

排除方法：①电源电压检测与调整：使用电压表检测电源电压，确保其在规定范围内。如电压波动大，可安装稳压电源或 UPS 不间断电源，以稳定电压。②元件检查与更换：检查高压电容、火花塞、震荡膜等关键元件，使用专业测试仪器进行性能评估。发现老化或损坏的元件，按照设备制造商提供的规格要求进行更换。

2.无冲击波发射

故障表现：设备启动后，无法发射冲击波。

原因分析：①电源线损坏：电源线断裂或接触不良。②电源开关故障：电源开关损坏或内部电路断路。③内部电路故障：包括电路板损坏、连接器松动、集成电路故障等。

排除方法：①电源线检查与更换：检查电源线是否完好，无断裂、磨损现象。如发现电源线损坏，立即更换同型号电源线。②电源开关检测与更换：使用万用表检测电源开关，确认其通断状态。如电源开关损坏，按照设备制造商提供的规格进行更换。③内部电路检测与维修：参考设备电路图，使用专业测试仪器检测电路板、连接器、集成电路等。发现故障点后，根据维修手册进行修复，必要时更换故障电路板或元件。

（二）定位系统故障

体外冲击波碎石机的定位系统故障直接影响到治疗的精确性和效果，主要表现为定位不准确或定位系统不工作。

1. 定位不准确

故障表现：治疗过程中，冲击波未能准确聚焦于结石，导致碎石效果不佳。

原因分析：①传感器故障：定位传感器灵敏度降低或完全失效。②软件算法问题：定位软件算法出现偏差，导致计算出的结石位置不准确。

排除方法：①传感器校准与更换：使用标准校准工具对定位传感器进行校准，确保其测量精度。若校准无效或传感器损坏，需按照设备制造商提供的规格要求更换传感器。②软件更新与修复：检查定位软件是否为最新版本，必要时进行更新。若软件算法存在问题，联系设备制造商或专业技术人员进行软件修复或重新安装。

2. 定位系统不工作

故障表现：设备启动后，定位系统无法正常工作，无法进行结石定位。

原因分析：①系统硬件故障：包括传感器损坏、传输线路故障、控制板损坏等。②软件崩溃：定位软件运行异常，导致系统无法响应。

排除方法：①硬件检查与更换：使用万用表、示波器等检测工具，对定位系统的硬件部分进行逐一检查。发现损坏的传感器、传输线路或控制板，及时更换同型号配件。②软件重启与重装：尝试重启定位软件，观察系统是否恢复正常。若重启无效，需重新安装定位软件，确保软件完整性和稳定性。

（三）水系统故障

体外冲击波碎石机的水系统是设备运行的关键部分，它不仅起到传导冲击波的作用，还能冷却设备部件。主要表现为水泵不工作或水位异常。

1. 水泵不工作

故障表现：水泵无法启动，或者启动后不抽水。

原因分析：①水泵损坏：长期使用导致水泵磨损或内部机械故障。②电源问题：水泵电源线接触不良或电源供应中断。

排除方法：①水泵检查与更换：检查水泵是否有明显的损坏或磨损迹象。若水泵损坏，需更换同型号的水泵。②电源检查与修复：检查水泵电源线是否完好，接触是否牢固。确认电源供应是否正常，如有问题，检查电源开关和保险丝。

2. 水位异常

故障表现：水箱水位过高或过低，无法维持正常工作水位。

原因分析：①水管堵塞：水管内杂质积累，导致水流不畅。②水位传感器故障：水位传感器失灵，无法准确检测水位。

排除方法：①水管清理：检查水管是否通畅，清理水管内的杂质和污垢。若水管堵塞严重，可能需要更换水管。②水位传感器校准与更换：使用专业工具对水位传感器进行校准，确保其准确度。若传感器损坏，需按照设备制造商提供的规格更换新的传感器。

（四）显示和图像处理系统故障

体外冲击波碎石机的显示和图像处理系统对于手术定位和监控至关重要。主要表现为图像显示异常或图像处理缓慢。

1.图像显示异常

故障表现：显示器上图像出现扭曲、变色、闪烁或无法显示。

原因分析：①显示器故障：显示器本身存在硬件问题。②图像处理系统故障：图像处理板或相关电路出现故障。

排除方法：①显示器检查与更换：检查显示器连接线是否牢固，无损坏。使用专业的检测设备对显示器进行测试，若发现显示器损坏，需更换同型号的显示器。②图像处理系统检测与维修：检查图像处理板上的连接器和电路元件，确保无松动或损坏。使用示波器等工具检测图像处理板的工作电压和信号波形，发现问题后进行维修或更换。

2.图像处理缓慢

故障表现：图像处理速度过慢，导致操作响应延迟。

原因分析：①软件问题：图像处理软件运行效率低或设置不当。②硬件性能不足：图像处理系统的硬件配置无法满足当前的工作需求。

排除方法：①软件优化与更新：检查图像处理软件的版本和设置，进行优化调整。更新软件到最新版本，以提升处理速度和系统稳定性。②硬件升级：根据设备制造商的建议，升级图像处理系统的硬件，如增加内存、更换更高效的处理器等。

（五）操作控制系统故障

体外冲击波碎石机的操作控制系统是设备运行的关键部分，它负责接收操作者的指令并控制设备的各项功能。主要表现为操作面板无响应或控制系统反应迟钝。

1.操作面板无响应

故障表现：操作面板上的按键或触摸屏无法正常工作，操作指令无法输入。

原因分析：①面板损坏：物理损坏或内部电路故障。②电路连接问题：面板与控制系统的连接线路松动或断开。

排除方法：①面板检查与更换：检查面板是否有明显的损坏迹象，如破裂、变形等。使用万用表检测面板的电路连通性，若发现故障，需更换新的操作面板。②电路连接检查与修复：检查面板与控制系统之间的连接线路，确保连接牢固。若发现线路松动或断开，重新连接或更换损坏的线路。

2.控制系统反应迟钝

故障表现：操作控制系统响应迟缓，指令执行延迟。

原因分析：①软件运行缓慢：控制系统软件效率低下或资源占用过高。②硬件老化：控制系统硬件性能下降，无法满足快速响应的需求。

排除方法：①软件优化：清理控制系统软件的缓存和临时文件。优化软件设置，减少不必要的后台程序运行。②硬件升级或更换：根据设备制造商的建议，升级控制系统的硬件，如更换更高效的处理器或增加内存。若硬件老化严重，考虑更换整个控制系统的硬件组件。

（六）噪音和振动异常

体外冲击波碎石机在运行过程中可能会出现噪音和振动异常的问题，这些问题不仅会影响设备的正常使用，还可能对操作者和患者造成不适。

常见故障：运行噪音过大或异常振动。

故障表现：设备在运行时产生异常的噪音或振动，噪音强度超过正常工作水平，振动可能导致设备移位或部件损坏。

原因分析：①内部机械部件磨损：长期的磨损可能导致轴承、齿轮等部件间隙增大，运行时产生噪音和振动。②部件松动：固定螺丝、螺母等紧固件松动，导致部件在运行时产生振动。③不平衡的旋转部件：旋转部件如风扇、电机等，若不平衡可能导致设备振动加剧。④水系统问题：水循环系统异常，如水流不畅或气泡过多，也可能引起噪音和振动。

排除方法：①检查和更换磨损部件：定期检查内部机械部件，如轴承、齿轮等，发现磨损严重的部件及时更换。使用专业的检测工具，如振动分析仪，来确定具体的故障部件。②紧固松动部件：检查设备的紧固件，确保所有螺丝、螺母等紧固件没有松动。对于松动的部件，进行适当的紧固，必要时使用锁固剂。③平衡旋转部件：检查旋转部件是否平衡，如风扇、电机等，必要时进行平衡校正。若校正无效或部件损坏，更换新的旋转部件。④检查水系统：检查水循环系统，确保水管通畅，无气泡产生。清理水管内的杂质，检查水泵是否正常工作。

（七）其他故障

体外冲击波碎石机作为一种精密的医疗设备，除了主要的系统故障外，还可能遇到一些其他类型的故障。如设备无法启动、设备部件损坏、电气连接问题。

1. 设备无法启动

故障表现：按下启动按钮后，设备没有任何反应，无法开机。

原因分析：①电源故障：电源线损坏、电源插座故障或电源开关损坏。②控制电路问题：启动电路板或相关连接部件损坏。

排除方法：①检查电源：检查电源线是否完好，插座是否通电。更换损坏的电源线或插座。②检查启动电路：检查电源开关是否正常，必要时更换。使用万用表检测启动电路的连通性，发现故障点后进行修复或更换。

2. 设备部件损坏

故障表现：设备在运行时出现电气连接不稳定，导致设备功能异常。

原因分析：①操作不当：设备使用过程中操作不符合规程。②部件老化：长时间使用导致部件自然老化。

排除方法：①规范操作：加强对操作人员的培训，确保按照设备制造商的操作规程使用设备。定期对设备进行维护，减少因操作不当导致的损坏。②定期检查与更换：定期检查易损件，如密封圈、橡胶件等，发现老化或损坏及时更换。对于损坏的部件，根据设备制造商的指导进行更换。

3. 电气连接问题

故障表现：设备在运行过程中，某些部件出现损坏，影响设备功能。

原因分析：①连接器松动：长时间运行或振动导致连接器接触不良。②线缆损坏：线缆磨损或被挤压，导致绝缘层损坏或内部导线断裂。

排除方法：①检查连接器：定期检查所有电气连接器，确保连接牢固。对于松动的连接器，重新连接并必要时使用锁固剂。②更换线缆：检查线缆是否完好，发现损坏的线缆及时更换。

注意事项

1. 在进行故障排除时，应确保设备已断电，防止触电事故。
2. 遵循设备制造商提供的维护和操作手册，切勿擅自改动设备结构。
3. 故障排除后，进行全面的系统测试，确保设备恢复正常工作。

实　训

【实训目标】

1. 掌握体外冲击波碎石机的安装过程、控制面板各按钮的作用、参数设置范围。
2. 熟悉体外冲击波碎石机的碎石方式、各参数的调节和设备的质量控制。
3. 了解体外冲击波碎石机安装中应注意的事项、日常维护及常见故障排除方法。

【实训项目】

本次实训有三个项目，学生可以从中选择两个完成，可以选择书中提供的实训项目，也可以依托其他企业项目，或学生、教师的创业项目。

实训一：体外冲击波碎石机的安装与调试。学生将通过本项目熟悉体外冲击波碎石机的安装过程，了解安装中应注意的事项，并熟悉调试过程，了解各部件的功能检查内容。

实训二：体外冲击波碎石机的操作技能。依托实训室现有体外冲击波碎石机，熟悉控制面板各按钮的作用，学会操作技能，熟悉参数设置范围。学生将通过本项目熟悉体外冲击波碎石机控制面板各按钮的作用，学习操作技能，并熟悉参数设置范围。

实训三：体外冲击波碎石机的日常维护与故障维修。学生将通过本项目学习体外冲击波碎石机的日常维护和常见故障排除方法，以及了解设备的质量控制流程。

【实训步骤】

1. 课前准备 预习材料，了解体外冲击波碎石机的基础知识。

2. 实训任务 按照指南安装设备，学习安全操作。熟悉控制面板，模拟操作治疗。熟悉日常维护，学习故障排除和质量监测。

3. 学习方式 小组合作，线上线下结合，利用在线资源。

4. 成果整理 将实训成果记录在表格或制作思维导图。

【实训资料】

体外冲击波碎石机（ESWL）的发展始于20世纪80年代初，当时首次成功地用于治疗肾结石。这种非侵入性的治疗方法因其安全性和有效性而迅速在全球范围内得到推广。以下是体外冲击波碎石机技术发展的重要里程碑。

1. 早期发展 1980年，德国多尼尔公司研制出世界上第一台体外冲击波碎石机，开启了非侵入性治疗肾结石的新纪元。该技术利用高能冲击波在体外聚焦于结石，使其破碎成足够小的碎片，以便通过尿液排出体外。

2. 技术进步 1984年，ESWL技术被引入美国，并迅速成为治疗肾结石的首选方法。随着技术的进步，体外冲击波碎石机的设计不断优化，包括冲击波源的改进（如电磁式和压电式）和定位系统的精确性提升。

3. 智能化发展 进入21世纪，体外冲击波碎石机技术向智能化方向发展，计算机辅助定位和治疗规划系统的应用提高了治疗的精确性和效率。现代体外冲击波碎石机具备了实时监测和调整治疗参数的能力，以适应不同患者和结石类型的需求。

4. 我国体外冲击波碎石机的发展历程 我国体外冲击波碎石机的研制始于20世纪90年代，随着技术的引进和自主研发，国产设备逐渐在市场上占据一席之地。21世纪初，我国体外冲击波碎石机技术取得了显著进步，不仅在国内市场广泛应用，也开始出口到海外市场。近年来，我国体外冲击波碎石机制造商不断推出新型设备，这些设备在性能、安全性和用户体验方面都有显著提升。如今，体外冲击波碎石机已成为泌尿系统结石治疗的重要工具，其技术的发展和创新仍在继续，以满足更广泛的临床需求。随着人工智能和大数据技术的应用，未来的体外冲击波碎石机将更加智能化、个性化，为患者提供更优质的治疗方案。

实训一 体外冲击波碎石机的安装与调试

任务1 体外冲击波碎石机的安装

任务描述：对照安装步骤完成体外冲击波碎石机的安装。

1. **前期准备** 阅读并理解制造商提供的安装手册。确保安装场地符合设备要求，如电源、空间等。

2. **设备检查** 打开设备包装，检查所有部件是否齐全，包括主机、显示器、电缆、冲击波发生器等。

3. **设备定位** 将体外冲击波碎石机的主机放置在稳固的水平面上，确保有足够的操作和维护空间。

4. **电源连接** 连接电源线到电源插座，确保接地符合电气安全标准。

5. **水源和排水** 如果设备需要，连接水源和排水系统，确保水压和水质符合要求。

6. **控制面板和计算机系统** 连接控制面板到主机，并确保计算机系统（如果配备）正确安装并连接。

7. **冲击波发生器安装** 安装冲击波发生器，并确保其定位准确，能够正确聚焦冲击波。

8. **定位系统校准** 调整和校准定位系统，确保能够精确识别和定位结石。

9. **电缆和管路布置** 正确布置所有电缆和管路，避免任何可能的干扰或损坏。

10. **初步测试** 开启设备，进行初步测试，检查所有指示灯和显示屏是否正常工作。

11. **软件安装和设置** 如果设备配备有软件，按照制造商的指导安装软件，并进行必要的设置。

12. **安全特性检查** 检查所有安全特性，包括紧急停止按钮和其他安全措施，确保它们能够正常工作。

13. **文档记录** 记录安装过程中的所有重要步骤和发现，包括任何问题和解决方案。

14. **最终检查** 在完成所有安装步骤后，进行最终检查，确保设备完全安装并准备进行调试。

任务2 体外冲击波碎石机的调试

任务描述：进行体外冲击波碎石机的调试，确保设备在治疗前达到最佳性能状态，以提供安全、有效的治疗。

1. **调试前准备** 复习安装手册中的调试部分，了解调试过程中的注意事项。确保设备已经完成安装，并通过了初步测试。

2. **系统自检** 启动设备，执行系统自检程序，确保所有系统组件正常工作，包括电气系统、机械系统和软件系统。

3. **冲击波发生器校准** 调整冲击波发生器，确保能量输出稳定且符合制造商规格。这可能涉及调整电压、电流或压力，以确保冲击波的一致性和有效性。

4. **定位系统测试** 使用模拟结石进行测试，确保定位系统能够准确识别和定位结石。这可能包括X光或超声波定位系统的校准。

5. **能量和焦点调整** 调整冲击波的能量和焦点，以确保在不同治疗深度下都能达到最佳效果。这需要根据结石的大小和位置进行微调。

6. 耦合介质检查 检查耦合介质（如水囊或凝胶）是否均匀分布，确保冲击波有效传递。耦合介质对于确保冲击波从设备到患者身体的有效传递至关重要。

7. 治疗参数设置 根据模拟结石的类型和位置，设置治疗参数，如冲击波能量、频率和总冲击次数。这些参数将影响治疗的效果和安全性。

8. 监测系统校准 校准压力和温度监测系统，确保在治疗过程中能够准确监测这些参数。这对于预防设备过热和确保治疗安全至关重要。

9. 安全特性验证 验证紧急停止按钮和其他安全特性是否能够正常工作。这些特性对于保护患者和操作者的安全至关重要。

10. 模拟治疗 进行模拟治疗，监控设备性能和治疗参数，确保治疗过程符合预期。这可以帮助识别任何潜在的问题，并在实际治疗前进行调整。

11. 数据记录和分析 记录调试过程中的所有数据，包括能量输出、定位精度和系统响应时间。这些数据对于后续的性能评估和故障排除至关重要。

12. 故障排除 如果在调试过程中发现任何问题，进行故障排除并记录解决方案。这可能涉及检查电缆连接、更换部件或调整软件设置。

13. 性能验证 验证设备的性能是否符合制造商的标准和临床治疗的要求。这可能包括冲击波的分布、能量输出的一致性和设备的稳定性。

14. 最终检查 完成所有调试步骤后，进行最终检查，确保设备准备就绪，可以进行患者治疗。这包括再次检查所有安全特性和监测系统，以及确保所有用户界面和控制都是可访问和直观的。

实训二　体外冲击波碎石机的操作技能

任务1　体外冲击波碎石机各按钮的作用

任务描述：熟悉体外冲击波碎石机面板上各按钮的名称、位置及其功能，掌握体外冲击波碎石机面板按钮的正确操作方法，了解如何通过面板按钮进行体外冲击波碎石机的参数设置与监测。

1. 体外冲击波碎石机面板按钮初步认识 在实训开始前，先对体外冲击波碎石机的面板进行整体观察，记录下面板上所有按钮的名称和位置。阅读制造商提供的用户手册，了解体外冲击波碎石机控制面板的布局和各按钮的功能。

2. 面板按钮功能详解与操作

（1）能量控制按钮

功能：调整冲击波的能量水平，以适应不同大小和类型的结石。

操作：通过增加或减少按钮来调整能量值。

（2）频率控制按钮

功能：设置冲击波发射的频率。

操作：使用频率调节按钮来设定所需的冲击波频率。

（3）焦点调整旋钮

功能：调整冲击波的焦点位置，以确保精确击中结石。

操作：旋转旋钮来微调焦点位置。

（4）紧急停止按钮

功能：在紧急情况下立即停止治疗。

操作：在任何紧急情况下迅速按下此按钮。

（5）启动/停止按钮

功能：开始或结束冲击波治疗。

操作：按下开始治疗，再次按下停止治疗。

（6）定位控制按钮

功能：控制X光或超声定位系统，以确定结石的精确位置。

操作：使用这些按钮来调整C臂或探头的位置。

（7）耦合压力监测按钮

功能：监测耦合介质的压力，确保冲击波有效传递。

操作：查看显示屏上的耦合压力读数，并进行调整。

任务2 体外冲击波碎石机的操作技能

任务描述：熟悉体外冲击波碎石机的操作技能的基本结构和面板布局，了解各部件的功能与位置；掌握体外冲击波碎石机的操作技能的基本操作流程。

1. 设备理解与操作

（1）熟悉设备结构 了解体外冲击波碎石机的各个组成部分，包括控制面板、冲击波发生器、定位系统（X光或超声）以及耦合系统。

（2）控制面板操作 熟练操作控制面板上的所有按钮和旋钮，包括能量和频率调节、焦点调整、紧急停止等。

（3）参数设置 根据患者状况和结石特性，正确设置冲击波的能量、频率和冲击次数。

2. 患者评估与准备

（1）患者评估 评估患者是否适合进行ESWL治疗，包括病史、过敏史和结石分析。

（2）患者沟通 向患者解释治疗过程，包括预期的结果和可能的风险。

（3）患者定位 确保患者在治疗床上的正确位置，以便精确定位结石。

3. 治疗规划

（1）结石定位 使用X光或超声定位系统精确定位结石。

（2）治疗计划 制定治疗计划，包括冲击波的能量、频率和治疗持续时间。

4. 设备操作

（1）启动治疗　按照治疗计划启动ESWL治疗，并监控整个过程。

（2）实时监测　在治疗过程中实时监测患者的生命体征和结石的破碎情况。

（3）调整治疗　根据治疗反馈和结石破碎情况，适时调整治疗参数。

5. 紧急情况处理

（1）识别紧急情况　能够识别治疗过程中可能出现的紧急情况，如患者不适、设备故障等。

（2）紧急响应　在紧急情况下迅速采取行动，包括使用紧急停止按钮和提供必要的医疗援助。

6. 治疗后管理

（1）患者监测　治疗后监测患者的状况，评估治疗效果和可能的并发症。

（2）数据记录　记录治疗过程中的所有关键数据，包括治疗参数、患者反应和治疗效果。

7. 设备维护

（1）日常维护　了解并执行设备的日常维护，包括清洁、消毒和检查。

（2）故障排除　能够进行基本的故障诊断和排除，确保设备的正常运行。

实训三　体外冲击波碎石机的日常维护与故障维修

任务1　体外冲击波碎石机的日常维护

任务描述：日常维护对于确保体外冲击波碎石机（ESWL）的性能、安全性和延长设备寿命至关重要。

1. 清洁和消毒

（1）表面清洁　使用推荐的清洁剂擦拭设备外部表面，包括控制面板、治疗床和外壳。

（2）内部清洁　定期清洁设备内部，特别是冲击波发生器和定位系统的相关部件。

（3）消毒　对与患者直接接触的部件进行消毒，以防止交叉感染。

2. 检查和更换耗材

（1）耦合介质　检查耦合介质的完整性和有效性，如有需要及时更换。

（2）过滤器　定期检查并更换空气和水过滤器，以保证冲击波发生器的性能。

3. 检查电气和机械系统

（1）电气连接　检查所有电缆和连接是否牢固，无磨损或损坏。

（2）机械运动部件　检查机械运动部件，如C臂或移动部件，确保其平稳运行。

4. 监测系统校准

（1）压力监测　校准耦合压力监测系统，确保读数准确。

（2）定位系统校准　定期校准X光或超声定位系统，确保结石定位的精确性。

5. **软件和固件更新**　检查并安装任何可用的软件更新或固件升级，以保持设备的最新状态。

6. **紧急安全特性检查**　测试紧急停止按钮和安全特性，确保在紧急情况下能够迅速响应。

7. **性能测试**　进行定期的功能测试，以确保所有治疗参数（如能量、频率）都能正确设置和运行。

8. **记录维护日志**　记录所有维护活动，包括日期、执行的维护任务、发现的问题和采取的措施。

9. **预防性维护计划**　根据制造商的建议和使用频率，制定并遵循预防性维护计划。

10. **培训和教育**　定期对操作人员进行培训，以确保他们了解最新的维护流程和安全规程。

11. **质量控制**　监控设备性能，确保治疗效果符合预期，及时调整或维修以保持最佳性能。

任务2　体外冲击波碎石机的故障处理

任务描述：针对不同故障报警情况，完成体外冲击波碎石机常见故障的分析与处理。

1. **故障识别**　识别故障症状，如设备无法启动、能量输出异常、定位不准确或紧急停止。查阅设备日志和错误代码，以获取故障的具体信息。

2. **安全第一**　在处理任何故障之前，确保设备已断电，以防止电气安全事故。如果故障涉及患者，立即将患者移至安全位置，并评估患者状况。

3. **初步诊断**　根据故障症状和错误代码，进行初步诊断。参考设备手册中的故障排除指南，确定可能的故障原因。

4. **检查和测试**　检查所有电气连接，确保没有松动或损坏的电缆。测试关键组件，如冲击波发生器、定位系统和耦合系统，以确定故障位置。

5. **故障排除**　根据诊断结果，执行故障排除措施，如更换损坏的部件、重新校准系统或更新软件。如果故障涉及软件，尝试重启设备或恢复至之前的稳定配置。

6. **紧急维修**　对于紧急故障，联系制造商或专业维修服务进行紧急维修。在等待维修期间，如果可能，使用备用设备继续治疗。

7. **记录和报告**　记录所有故障处理步骤，包括故障描述、采取的措施和结果。向管理部门报告重大故障，以便进行进一步的分析和预防措施。

8. **预防性维护**　根据故障类型，更新预防性维护计划，以减少未来故障的发生。定期对设备进行维护，以确保所有部件正常运行。

9. **培训和教育**　对操作人员进行故障处理培训，以便他们能够在第一时间识别和处理小故障。定期更新操作人员的故障排除知识，以提高他们的应对能力。

10. **质量控制**　在故障处理后，进行设备性能测试，确保设备恢复正常运行。监控设备性能，确保治疗质量不受影响。

📝 课后提升

案例一：肾上极大结石患者

患者情况：一名45岁的男性患者，诊断为肾上极有一枚直径约2.5cm的结石，伴有腰部疼痛和血尿症状。

分析：①治疗参数调整：对于肾上极的大结石，需要调整体外冲击波碎石机的治疗参数，如增加冲击波的能量和次数，以确保结石能够被有效破碎。②定位难度：肾上极的结石可能因为位置较高，给B超定位带来挑战，需要操作者具备较高的影像学定位技巧。③治疗计划：可能需要分次治疗，以避免一次性治疗造成的过大负担和潜在并发症。

案例二：输尿管末端小结石患者

患者情况：一名28岁的女性患者，诊断为输尿管末端有一枚直径约0.6厘米的结石，出现尿频、尿急和疼痛症状。

分析：①精确治疗：由于结石较小且位于输尿管末端，治疗时需要精确控制冲击波的能量和聚焦，以避免对周围组织造成不必要的损伤。②定位精度：结石靠近膀胱，定位时需特别注意，以免冲击波误伤膀胱或其他周围器官。③治疗策略：对于小结石，可能只需要一次治疗即可破碎，但需要密切监测治疗后的结石排出情况。

❓ 课后思考题

1. 请简述体外冲击波碎石机的工作原理，并说明为什么它适用于无创治疗？

2. 体外冲击波碎石机有哪些关键组件？它们各自的功能是什么？

3. 分析体外冲击波碎石机的技术发展趋势，探讨未来技术创新可能为患者带来的益处，并思考作为一名医疗设备相关专业的学生或从业者，如何为这一领域的发展做出贡献？

目标检测

参考答案

一、选择题

1. 体外冲击波碎石机的核心部件是（　　）

    A. 治疗床   B. 定位系统

    C. 冲击波发生器   D. 耦合系统

2. 体外冲击波碎石机中，用于定位结石的系统是（　　）

    A. X光定位   B. B超定位

    C. 两者结合的双定位系统   D. 计算机控制操作系统

3.体外冲击波碎石机中，冲击波通过哪种介质传递到患者体内（　　）

　　A.空气　　　　　　　　　　　　B.固体

　　C.真空　　　　　　　　　　　　D.耦合介质（通常是水）

4.体外冲击波碎石机中，用于产生冲击波的电场是由（　　）

　　A.液电冲击波源　　　　　　　　B.压电冲击波源

　　C.电磁冲击波源　　　　　　　　D.以上都是

5.体外冲击波碎石机中，冲击波发生器产生的冲击波类型是（　　）

　　A.液电式　　　　　　　　　　　B.压电式

　　C.电磁式　　　　　　　　　　　D.以上都是

6.体外冲击波碎石机中，冲击波发生器的工作原理是基于（　　）

　　A.高电压、大电流的瞬间放电　　B.液电冲击波源的特性

　　C.压电材料的特性　　　　　　　D.快速变化的磁场

7.体外冲击波碎石机中，冲击波发生器在放电过程中形成的是（　　）

　　A.高温、高压等离子区　　　　　B.电离通道

　　C.高速的冲击波　　　　　　　　D.以上都是

8.体外冲击波碎石机中，冲击波发生器产生的冲击波在放电通道中传播时（　　）

　　A.速度极快　　　　　　　　　　B.速度极慢

　　C.速度适中　　　　　　　　　　D.以上都不对

9.体外冲击波碎石机中，冲击波发生器产生的冲击波最终聚焦在（　　）

　　A.结石上　　　　　　　　　　　B.患者的肾脏上

　　C.患者的膀胱上　　　　　　　　D.以上都不对

10.体外冲击波碎石机中，冲击波发生器产生的冲击波对结石的破碎作用是通过（　　）

　　A.直接冲击波破坏机制　　　　　B.空化破坏机制

　　C.动态疲劳　　　　　　　　　　D.以上都是

二、简答题

1.体外冲击波碎石机的主要工作原理是什么？

2.常见的体外冲击波碎石机的波源类型有哪些，各自有什么优点？

3.体外冲击波碎石机的结石定位方式有哪些种类，分别有什么特点？

4.简述液电式冲击波源的工作原理。

5.谈谈碎石机如何具体体现科技创新？

书网融合……

本章小结

题库